Déjouer les troubles alimentaires

DANS LA SÉRIE LIBRIO SANTÉ

En coédition avec la Mutualité française :

Tabac – Arnaques, dangers et désintoxication, Librio n° 633
Handicaps. Mieux vivre au quotidien, Librio n° 677
Les médicaments sans tabou, Librio n° 724
Les drogues, Librio n° 725
Le guide du bébé, Prix *Prescrire* 2006, Librio n° 740
Le dico de la santé, Librio n° 741
Le guide des femmes, Librio n° 846

Sites pollués en France, Librio n° 662
Toxiques alimentaires, Librio n° 663
Un psy, pour quoi faire ?, Librio n° 676

Karin Bernfeld

Déjouer les troubles alimentaires

Obésité, anorexie, boulimie

Librio

Inédit

Librio Santé est une collection dirigée
par Roger Lenglet

Sommaire

Introduction

Sur notre planète, alors que plus de deux milliards de personnes souffrent de malnutrition ou meurent de faim, un humain sur quatre serait trop gros. En France, près de 30 % de la population, soit environ 13,9 millions de personnes, sont en surpoids [1]. C'est d'ailleurs devenu une hantise collective. On dépense dans notre pays 450 millions d'euros par an pour maigrir, chiffre en progression constante. Ce livre permet de comprendre comment on en est arrivé là et comment éviter de tomber dans les pièges d'une société qui est devenue une véritable fabrique à obèses. Chacun doit apprendre à gérer la profusion de nourriture et les sollicitations permanentes qui nous incitent à consommer tout et n'importe quoi.

D'autres troubles ont pris des proportions impressionnantes. En France, environ une jeune fille sur quatre a un épisode anorexique entre 16 et 18 ans sans qu'il y ait une hospitalisation. Une étude du professeur Jacques Bringer, spécialiste de la nutrition et du diabète, menée auprès de 2 500 jeunes filles en classe de seconde, montre que 20 à 25 % présentent des signes évidents de troubles du comportement alimentaire. L'Institut national de prévention et d'éducation pour la santé (INPES) a montré qu'à 11 ans, les filles sont déjà 37,1 % à faire un régime ou déclarent avoir besoin d'en faire un. Elles sont 47,1 % à 13 ans et plus d'une sur deux (54,5 %) à 15 ans [2] !

Quant à la boulimie, elle toucherait environ 200 000 personnes en France. Concernant les autres troubles alimen-

1. Inserm-Opébi 2006.
2. « La santé des élèves de 11 à 15 ans en France », enquête INPES – 7 septembre 2005.

taires, on ne dispose pas encore de chiffrage mais les observations médicales laissent penser qu'ils se manifestent de plus en plus souvent. Mieux les connaître pour les prévenir et pour les déjouer est devenu nécessaire, c'est aussi l'objectif de ce petit guide.

Pourquoi avez-vous ouvert ce livre ? Votre poids vous inquiète ? Vous avez auprès de vous quelqu'un qui semble prisonnier d'un trouble alimentaire ? Peut-être avez-vous envie de maigrir, ou ressentez-vous un malaise face à la nourriture, une obsession qui vous aliène ? Vos compulsions ressemblent parfois à de la boulimie ? Ce livre vous aidera à y voir plus clair et à savoir si vous devez réagir et comment. Il vous aidera à savoir si votre manière de vous alimenter, avec ses excès ou ses faiblesses, ses manies ou ses tendances singulières, mérite de s'inquiéter et d'envisager un traitement.

Il n'est pas nécessaire pour un adulte de peser 30 ou 130 kg pour souffrir au quotidien de troubles de l'alimentation. La réalité de ces troubles se trouve bien au-delà du visible. Jeunes ou âgés, d'innombrables hommes et femmes sont concernés mais n'en prennent pas clairement conscience, le dénient, voire le cachent. Les dérèglements se nomment obésité, anorexie, boulimie, orthorexie, *junk-food, night eating syndrom*... Derrière ces mots s'abritent souvent les réponses confuses et irrationnelles aux problèmes de l'existence moderne, le sentiment d'isolement, la crainte d'être jugé.

De nombreuses personnes ne se soignent pas parce qu'elles-mêmes ignorent leur trouble. Nous côtoyons quotidiennement des gens qui n'osent pas parler de leurs pratiques et personne n'est à l'abri. Solitude, incompréhension, tourments difficiles à décrypter, c'est à tout cela que l'on se heurte. Il s'agit ici de briser ce mur. C'est aussi pourquoi ce livre est ponctué de témoignages de personnes pour qui la chose la plus commune – manger – est devenue un véritable problème ou même un calvaire.

Il apporte des réponses et explique comment on en guérit. Appuyé sur les connaissances les plus récentes, loin des naïvetés et des idées reçues, il permet aussi de comprendre les mécanismes et les enjeux cachés de ces troubles envahissants.

Le sens des termes médicaux utilisés est expliqué dans le glossaire figurant dans les annexes. Ces mots sont suivis d'un astérisque (*).
De même, la source des témoignages figure dans une liste en annexe.

Quelques clichés

« Elles font ça pour ressembler aux top models.
— Mais non, y a pas que ça ! En fait elles veulent tout contrôler mais elles n'y parviennent pas, alors elles martyrisent leur corps.
— Oh moi je crois plutôt qu'elles veulent se rendre intéressantes ! La "maladie" est un sujet à la mode. Tout le monde en parle et dit n'importe quoi n'importe comment... »
Aurane [1]

Les obèses le sont parce qu'ils le veulent bien. Faux. L'obésité est multifactorielle, elle dépend de nombreuses causes qui échappent à la conscience et qui exigent un traitement d'ensemble.

Ce sont des maladies de riches. Faux. Les troubles alimentaires atteignent toutes les catégories sociales, y compris dans les pays en voie de développement. Les cas d'obésité sont même beaucoup plus fréquents dans les familles les plus défavorisées (enfants des ouvriers non qualifiés).

Anorexie et boulimie sont des maladies d'adolescents. C'est faux. Enfants, adultes, parents et grands-parents en sont aussi atteints.

L'anorexie touche exclusivement les femmes. Erreur ! Des hommes sont anorexiques. Ils sont simplement six à dix fois moins nombreux et, contrairement à une autre idée

1. Les sources des témoignages sont indiquées en annexe, p. 92.

reçue, il s'agit aussi bien d'hétérosexuels que d'homosexuels.

C'est la mode valorisant la minceur qui a créé l'anorexie. En partie faux. L'anorexie existait du temps où la mode était très différente. Elle touche aussi des pays où les magazines de mode sont totalement absents. Ce qui ne veut pas dire, comme on le verra, que la société n'apporte pas de l'eau au moulin... L'anorexie n'a rien à voir avec un caprice d'enfant gâté, c'est un cauchemar.

Tout ça, c'est une question de volonté. Faux. Et ce n'est pas plus une question de choix. Dire « l'anorexique n'a qu'à recommencer à manger », « l'obèse n'a qu'à réduire ses repas » ou prétendre que sortir de la boulimie n'est « qu'une question de volonté » est tout aussi ridicule que dire à un paraplégique* de se lever et de marcher.

Ces maladies-là, c'est à vie. Faux. On peut réellement s'en sortir. Cependant, des séquelles peuvent persister dans certains cas, mais il faut les relativiser et rappeler que les guérisons complètes sont fréquentes.

Tous ces préjugés enferment davantage dans la honte, la culpabilité et la solitude ceux qui souffrent. S'il faut beaucoup de courage pour lutter contre les troubles alimentaires, la seule volonté ne suffit pas. Arrêter le martèlement des « y a qu'à – faut qu'on » soulagerait bien des culpabilités inutiles. La guérison est souvent longue et difficile, et si le trouble alimentaire s'est installé depuis plusieurs années, on ne peut pas l'éradiquer en un mois ou deux.

Il n'y a pas de malveillance consciente ou de perversité malsaine dans un trouble alimentaire. C'est une réponse – certes inadaptée – à une souffrance. C'est aussi le symptôme d'un trouble psychique. Ce qui est malsain, en revanche, c'est le discours qu'on entend sur les malades, y compris parfois chez certains professionnels, et la fascination que la maladie suscite.

I

Obésité et surpoids

« Comme tu es habitué à Delarue, les voilà les chiffres.
Je pesais 235 kg. »
Guy CARLIER

« Je me suis pesé sur la bascule d'une société de transport et j'ai vu, avec un sentiment d'inquiétude mêlée d'une certaine fierté, l'aiguille monter aux alentours de cent quatre-vingt-dix kilos. Satisfaction : tout de même, j'y suis bien parvenu. Vertige : mais comment en suis-je arrivé là ? »
Jean-Louis

L'omnivore que nous sommes a complètement changé sa relation à la nourriture. « Le mangeur moderne doit gérer non plus la pénurie mais la profusion[1] ». Il doit comparer et résister à ses envies. L'obésité et le surpoids excessif forment l'une des plus importantes épidémies mondiales non infectieuses que connaît l'humanité[2]. Elle apparaît en Occident après des siècles de famine, comme si l'homme devait payer pour cette abondance, payer pour l'absence de limites et le « toujours plus » de la société de consommation. Aujourd'hui, nous sommes confrontés à une situation folle : une partie des habitants de notre planète meurt du manque de nourriture tandis que l'autre meurt d'excès, et il existe dans nos pays des millions d'individus pour lesquels manger est source de maladies graves.

1. C. Fischler, *L'Omnivore*, Odile Jacob, 1990.
2. Avec le cancer, les maladies cardiovasculaires, les maladies dégénératives du cerveau type Alzheimer...

Qu'est-ce que l'obésité ? On la définit comme un excès de masse grasse dans les tissus qui se caractérise par un excès de masse corporelle. Actuellement, pour la déterminer, on dispose du critère de l'indice de masse corporelle (IMC) qu'on calcule en divisant le poids en kilogrammes de la personne par sa taille en mètre multipliée par elle-même. Exemple : un homme qui mesure 1,80 m et pèse 90 kg a un IMC de 27,8 (1,80 multiplié par 1,80 = 3,24. Puis 90 divisé par 3,24 = 27,8). Il est considéré comme en surpoids. À partir d'un IMC de 30, c'est-à-dire ici pour 98 kg, il entre dans la catégorie « obèse ».

Cette formule permet de déterminer d'une manière assez juste une échelle du surpoids. Elle ne tient pas compte de l'âge ni de la musculature de l'individu, mais est la plus fiable sur le plan de la santé pour un adulte entre 18 et 65 ans. C'est elle aussi qui sert de référence pour toutes les données épidémiologiques ainsi que pour les médecins et les compagnies d'assurance.

Une femme qui mesure 1,65 m aura un IMC supérieur à 30 et sera donc considérée comme « obèse » à partir de 82 kg. Le « surpoids » se situe entre un IMC de 25 et 30 (pour 1,65 m entre 68 et 81 kg).

Mais c'est aussi la surcharge en graisses au niveau de l'abdomen qui compte – l'obésité dite « androïde », plus fréquente chez les hommes – et qui constitue un facteur de risque pour la santé, plus qu'un excès de graisses au niveau des cuisses et des fesses – obésité dite « gynoïde », plus fréquente chez les femmes. Le risque se situe à partir d'un tour de taille de 95 cm chez la femme et 105 cm chez l'homme. Il faut interpréter cette mesure avec les autres indicateurs et facteurs de risque.

Une épidémie mondiale

Il y a actuellement sur la Terre 1,6 milliard d'adultes en surpoids et au moins 400 millions d'obèses[1]. Si rien n'est fait pour enrayer l'épidémie, il y aura 2,3 milliards de personnes en surpoids et 700 millions d'obèses avant 2015.

Signe des temps, la Chine est touchée aussi. C'est même le pays où le poids moyen des habitants augmente le plus

1. Rapport 2005 de l'Organisation mondiale de la santé sur l'obésité.

vite. On devrait y compter plus de 200 millions d'obèses avant dix ans. Les pays en développement ne sont pas non plus épargnés par cette épidémie.

En France, il n'y avait « que » 20 % de la population en surpoids en 2000, ce qui correspondait déjà à 1 adulte sur 5. Entre 1997 et 2000, en seulement trois ans, on comptait 660 000 obèses de plus parmi les Français. Aujourd'hui, dans l'Hexagone, près de 30 % de la population est en surpoids et plus de 12 % des Français souffrent d'obésité[1]. Dans la région PACA, pourtant plutôt épargnée, l'augmentation a été de plus de 70 % en neuf ans[2]. Du point de vue de la répartition entre les sexes, les hommes sont plus souvent en surpoids que les femmes mais c'est surtout chez celles-ci qu'on observe les « grandes » obésités (IMC supérieur à 40 kg/m^2).

Dans l'Union européenne, la prise de poids atteint des sommets dangereux, surtout chez les plus jeunes. « Il y a actuellement plus de 5 millions d'ados et enfants touchés », déclarait la commissaire européenne Marianne Fischer-Boel, en novembre 2006. Là encore, c'est l'augmentation rapide de la proportion qui inquiète : 1 enfant sur 6 en surpoids au tournant de l'année 2007 contre 1 sur 20 en 1980[3]. Et, depuis les années 1960, le nombre d'enfants obèses s'est multiplié par 4 à 5. Les spécialistes craignent une évolution comme celle qu'a connue la nation américaine, où l'obésité infantile a progressé de 60 % en dix ans : là-bas, 30 % des jeunes sont en surpoids, dont 17 % d'obèses et, parmi ces derniers il y a un tiers de « super-obèses » dont l'IMC dépasse 50, ce qui peut correspondre à des poids de plus de 200 kg. Partout dans le monde, l'obésité des enfants ne cesse de croître jusque dans les pays autrefois à l'abri comme le Japon (+ 53 %) ou la Chine (+ 75 %). Il y a actuellement dans le monde plus de 22 millions d'enfants de moins de 5 ans en surcharge pondérale.

Cela est d'autant plus préoccupant qu'entre 20 et 50 % des enfants trop gros le restent à l'âge adulte. De même,

1. Rapport Obépi-Inserm 2006.
2. *Le Quotidien du médecin*, 16 avril 2007.
3. « Obésité : enfants et ados en première ligne », *Les Échos*, 26 avril 2007.

50 à 70 % des adolescents obèses connaissent plus tard un état similaire.

Au-delà des problèmes humains qu'elle engendre, l'ampleur du phénomène entraîne un coût considérable pour la société, ce qui impose aux gouvernements de réagir. Selon le directeur général pour la santé et la protection du consommateur de l'Union européenne, « le coût des maladies associées à la nutrition est supérieur à celui des maladies liées au tabac [1] ». L'impact financier de l'obésité représenterait 2 à 8 % du coût total des soins dans les pays occidentaux. En France, la fourchette serait comprise entre 3 et 4 %.

Effets sur la santé

Les risques sur la santé que cause le surpoids sont aujourd'hui connus de tous. L'obésité serait responsable de centaines de milliers de décès chaque année, et une maladie comme le diabète de type 2*, dont l'origine est fortement liée au surpoids, est la cause de plusieurs millions de morts par an. Par ailleurs, la mortalité liée à la surcharge pondérale augmente d'autant plus que l'obésité survient plus tôt dans la vie adulte.

Une obésité grave multiplie par douze la mortalité des hommes entre 25 et 35 ans. Et, par rapport aux personnes de poids normal, à 40 ans les femmes obèses ont une espérance de vie diminuée de 7,1 années et les hommes de 5,8 années. Le diabète de type 2 est très fréquent : 75 % des patients de type 2 sont obèses ; à partir d'un IMC de 30, ce risque de diabète 2 est multiplié par 10,6 chez la femme et par 8,3 chez l'homme [2].

Au diabète s'ajoutent l'hypertension artérielle [3], l'excès de cholestérol et de triglycérides* dans le sang, qui peuvent entraîner des maladies cardiovasculaires voire des acci-

1. Déclaration du directeur général pour la santé à l'Union européenne, *Les Échos*, 25 avril 2007.
2. « L'impact de l'obésité sur le risque de diabète », *Traité de médecine*, Pierre Godeau, Flammarion, 2004.
3. D'après l'Obépi 2006, le surpoids et l'obésité multiplient respectivement par 3 et 4 la prévalence de l'hypertension artérielle par rapport aux sujets dont l'IMC est inférieur à 25.

dents cardiaques. Cela peut provoquer des infarctus, des embolies* et des phlébites*. Le dépôt de graisse dans le foie peut entraîner une cirrhose, et des troubles de l'ovulation et de la fertilité sont également mentionnés. Chez les hommes, certains troubles de la fertilité sont aussi connus. L'obésité serait encore à l'origine de certains cancers, estime le Centre international de recherche sur le cancer. Par ailleurs, la respiration est souvent difficile, l'essoufflement quotidien, et beaucoup de personnes présentent des apnées du sommeil. Les articulations ont également souvent des difficultés à soutenir le poids : les douleurs chroniques aux genoux et aux hanches sont fréquentes.

Conséquences sociales

> « *Les gros souffrent. Quand les gens me regardent, j'entends dans leurs yeux : "En voilà une qui ne sait pas se contrôler ! Qu'est-ce qu'elle est moche."* »
>
> Susie

> « *Un jour, alors que je marche dans la rue avec une amie, trois jeunes garçons nous croisent. L'un d'eux me regarde droit dans les yeux en me disant : "T'es contente, hein, d'être grosse !" Incapable de prononcer un seul mot, je me mets à pleurer. Mon amie ne comprend pas que je me laisse insulter ainsi. Quelqu'un de mince ne peut pas comprendre cette douleur et cette honte.* »
>
> Annick

Aux risques sur la santé et aux surprimes d'assurances que les obèses doivent payer, s'ajoutent les conséquences sociales, particulièrement ravageuses. Que ce soit pour s'habiller, pour se déplacer (transports en commun, trains ou avions dont les sièges sont inadaptés), rien n'est prévu pour la personne obèse. L'image du « bon vivant » des siècles précédents a laissé place au « glouton amoral », comme si la personne en surpoids était coupable d'un manque de volonté et méritait des châtiments. On juge sans cesse la personne en surpoids comme coupable alors qu'elle est malade. Cette représentation sociale a des conséquences terribles.

Il n'est pas rare qu'on refuse un prêt immobilier à un obèse à cause de son excès de poids. La discrimination à l'embauche est très fréquente et difficile à combattre, et statistiquement les obèses font moins d'études supérieures que les personnes ayant un poids jugé acceptable. La stigmatisation de la personne en surpoids est extrême dans notre société. Dès les classes de maternelle, le « racisme anti-gros » est d'une grande violence, et cette stigmatisation finit par causer une exclusion, voire une phobie* sociale de la personne rejetée. La culpabilité et le manque d'estime de soi allant croissant, la personne s'isole. Cet isolement ne l'aide en rien à améliorer sa vie affective ou professionnelle, encore moins à résoudre le problème de l'obésité. Bien sûr, la stigmatisation ne crée pas le surpoids et l'obésité, mais elle l'aggrave et l'entretient à sa manière. Ce racisme anti-gros accentue la culpabilité de la personne, qui se sent « hors course, hors norme, hors service », et constate : « Je mange parce que je me punis. Je mange parce que j'ai une mauvaise image de moi-même et que je veux me donner raison. [1] »

Aux sources du problème

« J'ai longtemps cru que j'étais coupable. Et que le tas de merde que j'étais devenu était le prix de je ne sais quelle infamie, de je ne sais quelle turpitude. »

Guy CARLIER

Contrairement à ce que la majorité des gens pensent, les personnes obèses ne mangent pas forcément plus que les autres. Certaines mangent même peu et grossissent quand même, tous les spécialistes du surpoids l'affirment : non seulement « il y a absence d'excès alimentaire chez un grand nombre de sujets obèses », mais surtout « une majorité d'obèses conserve un surpoids élevé en ayant une alimentation normale ou même restrictive [2] ». Tous les nutritionnistes reconnaissent désormais que, dans une grande majorité de cas, l'obésité est le résultat de facteurs

1. Susie Morgenstern, *Confession d'une grosse patate,* La Martinière, 2003.
2. B. Waysfeld, *Le Poids et le Moi,* Armand Colin, 2003.

associés, à la fois environnementaux, génétiques et psychologiques.

Parmi les facteurs environnementaux, on sait aujourd'hui que les habitudes de vie et les activités culturelles et sportives jouent un très grand rôle. L'opinion publique sait moins, en revanche, que le niveau économique de la famille est l'un des déterminants majeurs. De nombreuses enquêtes prouvent en effet que plus le milieu social est défavorisé, plus le risque de surpoids est important. Le phénomène est constaté à l'échelle nationale et se vérifie quand on observe la répartition géographique des cas d'obésité : les régions françaises les plus touchées sont les plus pauvres. Autrement dit, comme c'est le cas de nombreuses affections, nous ne sommes pas égaux devant le risque de surpoids et les facteurs qui le favorisent. Le corps de chacun est le lieu où se croisent et se marquent les inégalités et les injustices sociales.

Il y a également de véritables prédispositions génétiques. On estime que les facteurs génétiques comptent environ pour 25 à 30 %, même si « le gène de l'obésité n'existe pas[1] », car en dépit des recherches récentes qui ont abouti à découvrir un gène qui « serait en cause dans plus de 25 % des obésités[2] », cette prédisposition ne peut pas tout expliquer.

Sur le plan psychologique, si les facteurs ont longtemps été négligés ou sous-estimés, ils sont dorénavant tenus pour être souvent la clé du mystère. Il ne faut jamais oublier la dimension affective et symbolique de l'alimentation. Quand la solitude ou les manques affectifs grandissent, la nourriture console et peut représenter une compensation tentante. De même lorsqu'un sentiment d'échec devient envahissant. Manger sert bien souvent à se réconforter, à tenir le stress de la vie, à oublier des blessures narcissiques, à combler des vides tant bien que mal. Et surtout, certaines personnes sont extrêmement sensibles à l'offre d'abondance et de diversité qui est sans cesse proposée. On appelle ces personnalités hypersensibles aux stimuli externes des « externalistes », parce qu'elles ne

1. B. Waysfeld, *op. cit.*
2. Deux études de deux équipes différentes : celle du Dr McCarthy et celle du Pr Froguel : *Science* et *Le Figaro* du 17 avril 2007.

consommeraient pas de la nourriture en réponse à un signal interne de leur corps – la faim – leur signifiant qu'il y a un besoin, mais mangeraient en réponse à un stimulus externe à elles-mêmes, des nourritures appétissantes par exemple. L'individu externaliste peut ainsi vite devenir un surconsommateur, s'il se trouve dans un environnement riche en aliments attirants ou exposés aux incitations publicitaires.

Traitements et soins

> « *Je ne cherchais plus rien, je n'attendais plus rien sauf la mort, à la rencontre de laquelle j'allais chaque jour un peu plus, rentrant dans ma tanière de chien malade avec mes sacs de bouffe que j'ingérais dans mon lit, sombrant ainsi plus facilement dans un sommeil malsain ponctué de cauchemars.* »
>
> Guy CARLIER

L'obésité étant causée par de multiples facteurs, le traitement doit s'appuyer sur une approche pluridisciplinaire. Le thérapeute formé pour mettre en œuvre un traitement et son suivi commencera par écouter la détresse du patient et l'aidera à se réconcilier avec lui-même.

Si l'amaigrissement est directement visé, il ne s'obtiendra que sur une période suffisamment longue pour ne pas entraîner à nouveau d'effet de rebond. Même si c'est parfois difficile à admettre, le poids ne sera généralement pas considéré comme une fin en soi à court terme. La durée est l'alliée indispensable de la personne qui s'engage dans le pari du changement.

Comment peut-on essayer de résoudre une obésité ou un surpoids sérieux ? Comme toute démarche de soin, la demande doit être *pesée* : les enjeux du rapport à l'alimentation dans chaque histoire personnelle sont tels que remettre en question des années d'habitudes n'est pas aisé. Le comportement est ancré, il a servi de protection comme peut l'être un corps, même détesté. Rien ne doit être fait à la légère, un suivi s'impose, notamment sur le plan psychologique, car une perte de poids importante n'est pas toujours facile à assumer et peut entraîner des carences. Le but est de trouver, pour une fois, de la « mesure » et non de la démesure, aller doucement mais sûrement dans une perspective à la fois prudente et optimiste. Il n'y a pas de fatalité, tout sera affaire de dosage et de précautions avec un spécialiste attentif.

Pour toute démarche de prise en charge d'obésité, prendre en compte l'histoire du patient et de sa prise de poids est un préliminaire. On ne traite pas de la même façon une obésité très ancienne liée essentiellement à des prédispositions génétiques et aggravée par des régimes incessants, et une prise de poids récente suite à un choc psychologique. Le spécialiste identifiera les facteurs et commencera à vous aider. Sa démarche s'adaptera selon les facteurs constitutionnels, la dimension « adaptative » du symptôme, si le poids « sert » plus qu'il ne « dessert » la personne dans sa vie psychique, si les troubles alimentaires en eux-mêmes sont très présents ou non.

Un véritable bilan psychologique et nutritionnel est fait au début du traitement. Celui-ci peut s'articuler avantageusement autour d'une psychothérapie. Si la psychothérapie constitue souvent la pierre angulaire d'un traitement réussi, une précision s'impose tout d'abord. Rappelons qu'il n'y a guère plus, à la base, de troubles psychologiques chez les sujets obèses que dans la majorité de la population. En revanche, ce qui aggrave des névroses préjudiciables en ce domaine, c'est la stigmatisation et le sort que l'on réserve aux personnes en surpoids dans notre société, stigmatisation que l'on rencontre jusque chez certains professionnels de santé mal informés.

Dans le cas de personnalités vraiment fragiles psychiquement (présentant des troubles de l'humeur, une dépression, ou des états dits *border line**...), une prise en charge par une psychothérapie est nécessaire. De même, si la personne ressent le besoin d'affronter réellement les causes profondes de son mal-être, et pour mieux vivre ses émotions ou ses relations avec les autres, elle sera le préambule indispensable à toute avancée nutritionnelle. Mais les deux traitements peuvent se faire en parallèle.

Un médecin nutritionniste ou un diététicien avisé sera d'une aide précieuse. Celui-ci pourra rappeler « l'hygiène de base » en matière d'alimentation, même si, comme l'explique le Dr Waysfeld, elle ne se décrète pas mais s'apprend[1] :

→ Ne pas faire de régime au sens restrictif du terme.

→ Interdire l'interdit mais apprendre à consommer de tout avec modération.

→ Prendre trois repas équilibrés par jour et des collations structurées.

→ Avoir une diversification alimentaire satisfaisante.

Mais la prescription diététique reste insuffisante pour résoudre le problème de poids sur le long terme. C'est pourquoi une psychothérapie, notamment la thérapie cognitivo-comportementale*, peut être d'un bon soutien.

Des consignes de base peuvent aider la personne à manger autrement, en prenant conscience de ce qu'elle fait et en profitant plus du plaisir que de la culpabilité de la hâte, par exemple. Cet encadrement des prises alimentaires (repas ou « grignotage ») est très utile pour diminuer le chaos qui règne parfois au quotidien face à la nourriture.

Ces quelques conseils peuvent aider à améliorer un comportement compulsif :

→ Prévoir un **moment de détente** ou de relaxation avant de manger.

→ **Manger assis,** avec des couverts et une assiette.

→ **Ne rien faire d'autre** quand on mange (ni télévision, ni radio, ni lecture).

→ **Poser ses couverts** toutes les trois bouchées.

→ **Mâcher complètement** avant d'avaler.

→ **Essayer de goûter** réellement aux aliments comme si c'était la première fois, une découverte.

→ **Faire une pause** au milieu du repas.

→ **Laisser un peu d'aliment** dans son assiette, être capable de **jeter les restes** de la nourriture (surtout si on l'aime).

→ Savoir attendre **le rassasiement** (qui ne vient qu'environ une vingtaine de minutes après l'ingestion de nourriture).

→ **Quitter la table** immédiatement après le repas et se brosser les dents.

1. B. Waysfeld, *op. cit.*

Il ne s'agit pas de règles strictes. Les appliquer de façon dogmatique ne conduirait qu'à ôter toute envie de les poursuivre : le but est le plaisir, non le contrôle.

Si la personne souffre déjà de réels troubles du comportement alimentaire (tels l'hyperphagie* ou les compulsions*), le travail se fera avant tout sur ces pulsions et la façon de les gérer.

Enfin, le « carnet alimentaire » est un outil qui peut aider à comprendre le rapport particulier qui existe entre les émotions et la faim, à rééduquer le goût et la satiété. Il consiste à noter chaque jour attentivement les aliments mangés, dans quelles circonstances, dans quels lieux, avec qui, avec quelle humeur...

Des médecins prescrivent parfois des médicaments mais ces produits font l'objet de sérieuses réserves. Ainsi, les autorités sanitaires rappellent par exemple que l'Acomplia® (rimonabant), annoncé par les médias comme « la pilule anti-obésité », est finalement indiqué seulement chez certains patients obèses et diabétiques de type 2. Elles soulignent aussi que ses effets secondaires, notamment psychiques, neurologiques et digestifs, doivent être encore étroitement surveillés[1]. D'ailleurs, même dans le cadre de ces prescriptions limitées, le service médical rendu ayant été jugé « modéré », il ne sera remboursé par la Sécurité sociale qu'à 35 %. En mai 2007, la revue *Prescrire*, destinée aux médecins prescripteurs, rappelait que l'Allemagne a refusé le remboursement de ce médicament et que les autorités américaines hésitaient à autoriser sa commercialisation.

La chirurgie n'est pas non plus la solution miracle à l'obésité que certaines personnes ont cru voir enfin arriver. L'anneau gastrique, par exemple, ne s'adresse qu'aux très grandes obésités (IMC supérieur à 40), et uniquement si toutes ces conditions sont réunies : avoir suivi des traitements amaigrissants selon des méthodes éprouvées durant au moins une année sans parvenir à perdre du poids, avoir des problèmes de santé sérieux liés au surpoids et n'avoir ni troubles du comportement alimentaire de type compulsif, ni de problèmes psychosociaux ou psychiatriques. Hélas, certains chirurgiens peu scrupuleux ne respectent

1. Revue *Prescrire* n° 283, p. 341, mai 2007.

pas ces indications médicales essentielles. Une enquête a montré le manque de rigueur parfois dramatique de ceux qui ne tiennent pas compte de ces préalables [1]. La Caisse primaire d'assurance maladie s'est également inquiétée de l'augmentation du nombre de ce type d'opérations : « Il semble que 20 à 30 % des interventions ne respectent pas les indications, que dans la majorité des cas les personnes ne sont ni préparées à l'opération ni suivies correctement [2] ». Le taux des complications postopératoires (embolie* pulmonaire, nécrose digestive, fistule, migration de l'anneau...) n'est pas négligeable et elles peuvent entraîner des décès.

Pourquoi l'obésité progresse-t-elle dans la population générale ?

« Ma faim n'est pas physiologique. Ma faim, c'est que tout ce que mes yeux voient, mon estomac l'exige. »
Susie

« On est foutu, on mange trop », chantait Alain Souchon dans les années 1980. Pourtant, le fait que la population grossisse, malgré ce que beaucoup pensent, n'est pas dû au fait qu'on mange plus qu'avant. Globalement, nous mangeons même de moins en moins. Les études sur nos pratiques alimentaires montrent qu'en près d'un siècle, nous avons réduit nos apports énergétiques d'un tiers. Par contre, ce qui est plus sûr, c'est que la réduction des efforts et des activités physiques a joué un rôle important dans la transformation du poids des habitants des pays développés : voiture, loisirs passifs comme la télévision, escalators et ascenseurs, tout ce qui visait à l'origine à soulager la fatigue entraîne à terme une disparition du muscle au profit de la graisse.

La malbouffe est aussi au rang des accusés. Notre société

1. Enquête menée par l'Union régionale des caisses d'assurance maladie de la région Rhône-Alpes en 2001, citée par l'hebdomadaire *Le Point* du 30 août 2002. Cité par le site Internet du Groupe de recherche sur l'obésité et le surpoids.
2. *Le Quotidien du médecin*, 11 avril 2003, cité par le site du Groupe de recherche sur l'obésité et le surpoids.

postindustrielle et la surproduction de nourriture à forte densité calorique (c'est-à-dire qui contient beaucoup de calories pour une masse faible) sont au cœur de la cible du combat contre l'obésité. En étudiant les portions de nourriture à prix constant, on a constaté aux États-Unis qu'en dix ans la densité énergétique du hamburger a doublé ; de plus, la mode des « maxi » hamburgers semble avoir depuis longtemps franchi les frontières puisque, dans notre pays aussi, la taille des portions a sensiblement augmenté pour tous les produits. Parmi les desserts sucrés, la portion type a augmenté de 90 % [1]. On veut « en avoir pour son argent », et plus on est pauvre, plus on mange du gras à faible prix.

Les populations se trouvent de plus en plus démunies face à l'offensive des publicitaires et aux contraintes de la vie moderne. Quelles familles peuvent prendre encore le temps d'aller sur un marché choisir des fruits et légumes et cuisiner pour manger ensemble ? Dans les emplois du temps d'aujourd'hui, faire de vrais repas n'est plus une évidence. Un nombre grandissant de personnes ne songent même plus à préparer des déjeuners et dîners équilibrés chaque jour. La multiplication des points d'approvisionnement en nourriture (distributeurs, snacks, sandwicheries, fast-food...) introduit à tout moment dans l'environnement urbain des aliments prêts à consommer et des gourmandises odorantes. Incitation permanente qui rend difficile de ne pas grignoter. Comment résister aux produits alléchants partout disponibles désormais dans les villes ? On peut manger dans la rue, dans les stations de métro, dans les cinémas, dans les halls de gare et dans les trains, au travail, seul ou en groupe, n'importe où, n'importe quand. Cette perte de repères a largement contribué à déstructurer le rythme alimentaire de la plupart de nos contemporains.

Chez soi, les incitations à consommer des produits en dépit du bon sens sont aussi devenues omniprésentes. L'industrie rend facile et rapide la consommation de nourriture toujours à portée de main : un plat prêt en deux minutes au micro-ondes est bien plus pratique que d'avoir à laver, éplucher, couper les légumes et cuire chaque ingré-

1. « Obésité : enfants et ados en première ligne », *Les Échos*, 26 avril 2007.

dient d'une recette qui prendrait une heure ou deux de préparation. La présence dans les produits industriels de nombreux additifs et exhausteurs de goût représente de surcroît des excitations et joue volontiers sur les plaisirs gustatifs les plus primaires portant vers le sucre, le sel et les graisses, dont les enfants sont friands et auxquels les adultes restent souvent sensibles.

Graisses cachées et boissons sucrées ont assurément un rôle dans le surpoids général. Qu'il y ait trop de sucre, de gras et de sel dans les céréales et autres produits pour enfants consommés en très grande quantité, dans les pizzas surgelées, les chips, et les biscuits est une évidence. Mais gardons-nous de croire pour autant que la cause de l'épidémie d'obésité est à l'intérieur des boîtes. La (trop) grande distribution et la puissante industrie agro-alimentaire, désormais montrées du doigt, ne sauraient être tenues pour les seules responsables de l'obésité galopante.

La télévision, elle aussi, est en cause : non seulement les personnes restent inactives pendant des heures devant leurs écrans, mais la télévision incite à manger toujours davantage et toujours plus gras. La publicité télévisée a surtout un impact sur les habitudes alimentaires des enfants, allant jusqu'à multiplier par deux la quantité de nourriture qu'ils consomment. La relation forte entre le poids et la tendance à trop manger à cause de ces spots a été prouvée. Une étude australienne menée à Sidney a montré que pendant des émissions pour la jeunesse (enfants et adolescents), plus de 65 % des publicités étaient consacrées à des produits très gras et sucrés, et que ce bombardement conditionnait les jeunes téléspectateurs[1]. Les mêmes constats ont été faits en Angleterre, où une étude de l'université de Liverpool, portant sur 60 enfants de 9 à 11 ans, a démontré que la publicité télévisée pour la nourriture modifie profondément leurs habitudes alimentaires, et qu'ils s'alimentent beaucoup plus après avoir vu ce type de publicité. Cette augmentation atteignait 134 % chez les enfants obèses, 101 % chez les enfants en surpoids et 84 % chez les enfants avec un poids normal[2].

1. *Le Monde*, 14 mars 2007.
2. 24/04/07, http://www.caducee.net/breves/breve.asp?idb=5928.

En France, le constat est le même : les enquêtes montrent que les jeunes sont nettement influencés par les spots vantant le mérite de certains aliments. Sur 217 spots publicitaires diffusés pendant les programmes pour les jeunes, 89 % font la promotion d'aliments jugés « trop gras, trop sucrés ou trop salés ». En considérant qu'un enfant passe entre deux et trois heures par jour devant la télévision, le taux d'exposition est très élevé ; et ce sont justement ces produits que l'on retrouve dans les placards et réfrigérateurs des familles interrogées. On a pu montrer également que les 13 % de familles « réfractaires à la publicité », c'est-à-dire celles dont les enfants sont le moins influencés, appartiennent à des milieux plus aisés. Les 30 % qui consomment le plus de télévision sont aussi ceux qui consomment le plus de produits gras et sucrés, et appartiennent, de fait, à des catégories de population dont les revenus sont inférieurs à la moyenne [1]. Les chiffres du rapport direct entre précarité et surpoids se voient ainsi confirmés : plus les revenus du foyer sont faibles, plus il y a obésité [2].

Ces résultats soulignent l'influence directe et néfaste de la politique publicitaire de l'industrie agro-alimentaire sur la consommation.

Un vaste plan de lutte contre l'obésité a été lancé en 2001 par les autorités : le PNNS (Programme national nutrition-santé). Il a compté diverses actions [3] qui ont permis d'obtenir des résultats intéressants dans certaines régions,

---

26/04/07, http://www.radio-canada.ca/nouvelles/societe/2007/04/26/001-poids-enfants.shtml.

1. Enquête UFC-Que choisir, septembre 2006.
2. D'après de très nombreuses études depuis une vingtaine d'années sur le sujet ; voir aussi *Le Quotidien du médecin*, 16 avril 2007.
3. Le ministère de la Santé, en coordination avec d'autres ministères, notamment celui de l'Éducation nationale, a lancé un vaste plan quinquennal (2001-2005). Le but était de mettre en garde les Français sur les répercussions qu'une mauvaise alimentation a sur la santé en général. Il s'agit aussi d'informer sur les bonnes pratiques alimentaires à retrouver. Pour ce faire, le PNNS a recours à des campagnes d'information nationales, dont la recommandation de consommer au moins 5 fruits et légumes par jour, la diffusion de guides alimentaires, mais aussi de nombreuses actions locales avec les relais de terrain (collectivités territoriales ou associations).

notamment dans des établissements scolaires, en redonnant plus de place aux aliments frais et en ne sollicitant plus les élèves entre les cours avec des distributeurs de sodas ou de barres chocolatées.

Il a consisté aussi à diffuser des messages de prévention sur les publicités pour les produits sensibles, des messages sanitaires indiquant en bandeau que, par exemple, « pour être en bonne santé il faut bouger plus » ou « éviter de manger trop gras, trop salé, trop sucré ».

Par ailleurs, le plaisir d'une alimentation attrayante et diversifiée reste en revanche un axe fort pour changer les comportements. C'est infiniment plus positif et réjouissant que de surveiller sans cesse les indicateurs nutritionnels sur les étiquetages. S'il est bon que ces derniers soient signalés pour garantir une meilleure information sur ce qu'on avale et pour les consulter en cas de nécessité médicale, il faut se dire que la solution n'est pas de consulter sans cesse les taux de sucres, lipides, acides gras saturés, kilocalories et sodium en pourcentage par portion par rapport aux repères journaliers établis !

À moins de se livrer à des calculs incessants tout au long de la journée, à quoi sert de savoir que la tranche de jambon qu'on digère représente 18 % de la ration de vitamine B1 conseillée pour une femme, alors que toutes les femmes n'ont pas les mêmes besoins et que ceux-ci varient au fil du temps ? De même, il est contre-productif de culpabiliser

---

Des instructions ont été adressées par tous les établissements scolaires, en leur fixant trois objectifs :

- Généraliser l'éducation nutritionnelle à l'école, par le biais de l'enseignement et de la restauration scolaire.
- Écarter des écoles les distributeurs automatiques payants qui ne proposent que des produits sucrés, gras ou salés.
- Limiter la collation matinale au strict nécessaire, tel que recommandé par les experts de l'AFSSA.

Avec l'association des maires de France, la charte « Ville active du PNNS » a permis à des communes volontaires de mener des actions innovantes en la matière.

Au plan législatif, les dispositions de la loi de santé publique obligent les annonceurs de l'agro-alimentaire à rajouter à leur publicité un message sanitaire, permettant d'alerter les consommateurs sur l'importance de la nutrition pour leur santé.

Toutes ces actions ont été menées en concertation avec des partenaires comme l'INPES, l'AFSSA et l'assurance maladie.

si l'on ne sait que faire des taux rappelant que tel biscuit au chocolat représente « 11 % des besoins en sucre, 13 % des besoins quotidiens en matière grasse et 9 % des apports énergétiques conseillés ».

En revanche, ces informations peuvent avoir une utilité dans le cadre de régimes très surveillés (en sel, par exemple). Elles permettent aussi, par exemple, de constater que certains produits dits allégés en graisse sont parfois tellement sucrés (ou vice versa) qu'ils sont plus calorifères que des produits non étiquetés *light*...

Il faut aussi prendre avec souplesse les informations qui circulent concernant les bonnes proportions entre le poids et la taille. Les repères et les seuils d'alerte définis par les autorités médicales et diffusés au public peuvent être utiles mais leur utilisation ne doit pas donner lieu à un dogme rigide. Des jeunes femmes voulant absolument entrer dans la catégorie de poids « minceur » proposée par certaines publications s'efforcent encore de maigrir si elles pèsent 49 kg pour 1,60 m, alors qu'une personne de 1,60 m pour 47 kg est considérée par la médecine comme « un signe possible de dénutrition » ! Rappelons que la maigreur est aussi un facteur de risque pour la santé.

Mieux comprendre les sensations de faim et « l'effet yoyo »

« J'ai maigri mille fois dans ma vie. »
Susie

« Je pouvais en quelques mois accuser des écarts de 50 à 90 kilos. J'ai accompli, entre 25 et 35 ans, au moins quatre fois ces fluctuations gigantesques avec, on s'en doute, la cohorte de tourments qui les accompagne. »
Jean-Louis

L'harmonie est un équilibre entre les entrées et les dépenses du corps. La personne qui consomme plus de calories qu'elle ne peut en dépenser accumule un surpoids qui se constitue sous forme de graisses. La prise de poids résultant d'un déséquilibre de la balance énergétique, on considère communément que l'obésité vient d'apports excessifs par rapport aux dépenses. Mais est-ce si simple ?

L'organisme a besoin d'énergie pour survivre et maintenir certaines constantes physiologiques nécessaires à son bon fonctionnement. Cette capacité de l'organisme à maintenir une certaine stabilité des différentes composantes de son milieu interne, et ce malgré les variations de l'environnement externe, s'appelle l'homéostasie*. Si l'on prive le corps de nourriture, de son énergie, il réagit comme dans une situation d'urgence : ignorant pour combien de temps l'on ne répond plus à ses besoins, il se mobilise pour se maintenir en vie.

En fait, l'organisme est capable de résister en cas de privation temporaire ou de restriction alimentaire. Le corps fonctionne alors à l'économie par une baisse du métabolisme* de base. Le métabolisme de base est cette énergie consommée par un corps au repos pour son fonctionnement, car le corps dépense de l'énergie sans cesse, même en dormant : le cœur, la respiration, le renouvellement des cellules, la circulation du sang ne peuvent pas se passer d'énergie, donc en cas de diminution brutale des entrées le corps se défend en réduisant sa dépense et donc ses besoins énergétiques. Le métabolisme de base représente environ 65 à 70 % de nos dépenses énergétiques : il faut savoir que même un être humain immobile sur un lit sans aucune activité a besoin de 1 400 ou 1 600 kilocalories minimum par jour. Cette baisse du métabolisme de base a pour conséquence que la privation de nourriture pendant un régime se heurte aux résistances de l'organisme qui veut « défendre son poids », son capital énergétique, contre toute déperdition. Rappelons que chacun possède un poids physiologique dont il ne peut trop s'écarter, sans provoquer des modifications à la fois physiques et psychiques, des modifications auxquelles l'organisme tend à réagir par un retour au poids initial. Ce poids physiologique qu'on nomme « *set point* » ou « poids de consigne » est le poids génétiquement déterminé d'une personne, le poids que maintiendrait l'individu qui consommerait une quantité de calories correspondant strictement à sa dépense énergétique. L'organisme fonctionne de façon à s'en écarter le moins possible, grâce à une sorte de thermostat qui régule le poids : le pondérostat*. Plus on soumet un corps à des régimes et des restrictions, plus ce pondérostat se dérègle. S'éloigner du *set point* sans précaution peut même être extrêmement préjudiciable à la santé. C'est pourquoi après une période de privation et d'amaigrissement, l'augmentation de nourriture provoque une reprise de poids. Au fil des années, la résistance à l'amaigrissement se renforce et le *set point* s'élève. Résultat, plus on fait des régimes, plus on grossit facilement, et la répétition des diètes a pour conséquence que le niveau du poids d'équilibre s'élève, rendant de plus en plus difficile la possibilité d'un retour à un poids normal. C'est ce qui a été décrit sous l'appellation du « syndrome yoyo », qui est bien souvent un « yoyo ascendant ». Voilà la première raison qui explique comment des efforts pour maigrir peuvent se traduire par un grossissement, et cela d'autant plus que beaucoup de personnes ne savent plus quel est ce véritable poids physiologique et tentent pendant des années de lui substituer un poids qu'elles considèrent comme idéal, mais qui, en réalité, est souvent sous-estimé.

Cela signifie-t-il pour autant que si l'on souffre d'obésité on ne peut rien changer ? Heureusement non, mais comme le résume Bernard Waysfeld, le problème de l'obésité ne peut pas « se résumer en un bilan comptable qui constaterait une simple rupture d'équilibre entre dépenses et apports[1] ».

Attention au piège des restrictions inopportunes

« Depuis des années, mon corps est un accordéon qui joue la gamme de mes émotions. Plus le temps passe et plus je fantasme sur la nourriture "interdite". Sont interdits tous les aliments qui servent à me gaver, tous ceux qui sont synonymes de perte de contrôle et de punition. Viennent en tête toutes les sucreries, les gâteaux. Je prends régulièrement la même résolution : demain, je me mets au régime... Plus je me prive, plus mes crises sont énormes. »

Annick

Au regard de ces réactions, on comprend mieux le combat constant qu'engendrent certaines restrictions alimen-

1. B. Waysfeld, *op. cit.*

taires sans réel fondement, jusqu'au « craquage » violent. De multiples expériences ont montré à ce propos qu'un « effet de transgression de l'interdit » suivait généralement : la personne en état de restriction qui « craque » et mange l'aliment interdit, perd souvent le contrôle qu'elle a difficilement tenu jusque-là et se met à consommer beaucoup plus qu'une personne qui n'est pas soumise à ces interdictions. Cet « effet de transgression de l'interdit » est aujourd'hui bien décrit cliniquement. Il explique en particulier qu'une simple bouchée d'un aliment dit « mauvais » et qui a été exclu pendant longtemps peut déclencher une ruée du désir se traduisant par le fait de se jeter finalement dessus pour en avaler dix fois plus.

La personne qui lutte sans cesse contre ses envies se heurte tour à tour à la frustration, au débordement et à la culpabilité, dans un cycle de privation-excès. C'est l'attitude du « tout ou rien », très répandue et dévastatrice. « La lutte permanente du sujet contre ses envies de manger provoque une frustration gonflant comme une vague qui viendra ensuite éclater dans une compulsion* d'autant plus bruyante que la frustration aura été longue et péniblement vécue[1] », expliquent Jean-Philippe Zermati et Gérard Apfeldorfer. Ils vont même jusqu'à affirmer que le couple frustration-culpabilité est un perturbateur puissant des mécanismes de régulation.

Ce couple dérégulateur entretenant le cercle infernal de la privation et de la culpabilité peut induire des troubles chez des personnes qui n'avaient aucun problème de surpoids à l'origine. Traduction : plus on soumet un individu à la restriction alimentaire, plus il développe des compulsions et plus il prend du poids... On comprend mieux pourquoi un régime ne doit pas être pris à la légère. On comprend mieux aussi pourquoi la banalisation et la commercialisation des régimes est un phénomène inquiétant. Un régime inopportun ou inadapté peut aggraver mais aussi déclencher des perturbations physiologiques et psychiques, qui se renforcent ensuite mutuellement. Il convient donc d'avoir bien présent à l'esprit que lutter contre le poids ne doit pas se réduire à une restriction

1. « La restriction cognitive face à l'obésité... », *La Presse médicale*, Masson, 2001.

calorique, qui risque à terme de devenir un facteur d'obésité !

« C'est le traitement qui induit les compulsions alimentaires chez bon nombre de malades en surpoids et non l'inverse[1] », s'alarme le Dr Daniel Rigaud. Il cite l'exemple d'une patiente qui pesait 61 kilos pour 1,58 m et à laquelle son médecin a prescrit un régime. Après être brièvement descendue à 51 kilos, elle a subi une remontée en flèche de son poids jusqu'à 81 kilos et souffre désormais de crises incontrôlables vis-à-vis de la nourriture. L'hyperphagie* réactionnelle serait ainsi extrêmement fréquente lors des régimes : 15 à 20 % des personnes qui entament un régime développeraient un véritable trouble du comportement alimentaire. Un autre médecin estime que des personnes ayant un rapport poids/taille plutôt bas seraient restées minces « si elles n'avaient jamais entrepris de se faire maigrir[2] ».

Il est apparemment rare que le motif de consultation des sujets obèses soit d'emblée le désordre alimentaire, mais il n'en faut pas moins être réaliste. Des experts médicaux soulignent que les troubles du comportement alimentaire sont largement sous-estimés dans leur fréquence chez les personnes souffrant d'obésité. Ils estiment que ce type de troubles « augmente et varie entre 15 % et 50 % selon les échantillons[3] ».

Du bon sens

> « *Je cessai de bâfrer parce que je cessai de suivre un régime. Je compris qu'en vertu de la quatrième loi de l'univers, à chaque régime correspond une crise de boulimie égale et opposée, et que si je me permettais de manger de la glace les rares fois où j'en avais vraiment envie, je n'aurais pas besoin d'en manger tous les jours en cachette et d'avoir honte.* »
>
> Geneen

1. Dr Daniel Rigaud, *Anorexie, boulimie et compulsion*, Marabout, 2003.
2. P. Aimez et J. Ravar, *Boulimiques – origines et traitement*, Ramsay, 1988.
3. « Comment détecter des troubles du comportement alimentaire chez des patients obèses ? », *Revue médicale suisse* n° 647.

Plus on interdit un aliment, plus il est attirant. Surtout si l'on songe combien manger est lié au plaisir. De sorte que créer deux catégories d'aliments – les « autorisés » et les « à bannir » – engendre des paradoxes dont il faut apprendre à se méfier. Par exemple, il faut savoir faire preuve de nuance ou de souplesse plutôt qu'entrer dans un cycle de frustration-rechute. De même, certaines personnes auront avantage à s'autoriser des aliments relativement riches en calories plutôt qu'à manger en trop grosses quantités des aliments *a priori* plus légers pour compenser leur frustration. Les jeux d'équilibre à trouver sont aussi propres à chaque cas.

La question de l'activité physique doit, elle aussi, faire l'objet d'une ouverture d'esprit. La passivité et la sédentarisation sont bien sûr l'une des causes expliquant l'explosion de l'obésité, mais il n'est pas évident de « se bouger » si le désir et la joie de vivre sont déficients. Actuellement, on voudrait que toute la population s'agite pour se « dépenser », mais si cela est fait de façon mécanique et sans réfléchir, l'échec est quasiment programmé. De même, un enfant ou un adolescent épanoui dans une stabilité affective, auquel on n'impose pas le stress ou des exigences démesurées, sur lequel les parents ne reportent pas trop leurs problèmes, cet enfant n'aura pas besoin de compenser ses manques affectifs ou d'oublier les conflits. N'oublions pas que ces fameux aliments gras ou sucrés sont justement ceux qui calment et permettent de diminuer le stress, de réconforter aussi. Jean-Philippe Zermati résume les éléments essentiels de la réponse : « Les enfants sont passionnés, actifs, quand ils font des choses intéressantes, ils s'épanouissent, ils sont heureux et ils ont un comportement alimentaire régulé. Somme toute, qu'importe qu'ils fassent de la peinture ou du football ! Il ne s'agit pas de s'agiter, il s'agit d'être actif et vous pouvez être actif en faisant de la peinture. Il y a un contresens dans ce qui est proposé : s'agiter ne fait pas moins manger. C'est s'épanouir qui fait manger de façon adaptée[1]. »

On pense souvent à tort qu'il est plus difficile de faire évoluer des relations affectives et environnementales que

1. « L'obésité : le nouveau mal de notre société », *Réalités familiales* n° 77, 1er février 2006.

d'agir directement sur les habitudes alimentaires. Or, les soutiens psychothérapeutiques, en particulier les thérapies familiales, enregistrent de grands succès.

> « *J'étais grosse depuis si longtemps que même quand je maigrissais, je me sentais encore grosse.* »
> Sylvette

> « *J'ai mal à la graisse manquante comme les amputés.* »
> Julia

L'obésité est donc un problème beaucoup plus complexe que certains n'ont voulu le faire croire. Un obèse qui maigrit reste souvent « gros dans sa tête », ce que la spécialiste Hilde Bruch a nommé l'« obèse maigre[1] », en mettant l'accent sur l'erreur consistant à ne prendre en compte qu'un symptôme extérieur : le poids. On ne compte plus les dépressions graves qui apparaissent à l'amaigrissement, ceux qui reprennent tout le poids qu'ils ont péniblement perdu ou finissent par avaler des litres de sirop d'érable après la douloureuse pose d'un anneau gastrique qui les empêche matériellement de manger du « solide ». Le risque suicidaire des cures d'amaigrissement sur excès pondéral est également bien connu de tous les médecins attentifs. Cela ne signifie pas qu'il ne faut pas soigner la personne obèse, mais en aucun cas il ne faudra réduire l'obésité à une question de poids.

L'homme n'est pas une machine, nous ne sommes pas égaux face à la prise de poids et à l'amaigrissement. Pour certains une prise de poids occasionnelle pourra s'effacer facilement, pour d'autres le parcours sera semé d'embûches. Si l'on donne la même ration calorique pendant plusieurs mois à dix personnes différentes, cela n'a pas les mêmes effets sur le poids. D'où l'absurdité de proposer des solutions de façon aveugle en matière de diététique, c'est-à-dire sans prendre en compte la singularité de chaque cas.

Il existe des spécialistes à l'écoute, des soignants bienveillants, qui savent combien il est important de venir en aide à des adultes meurtris dont le corps cache bien souvent un enfant qui a mal. Soulager la douleur ou écouter

1. Hilde Bruch, *Les Yeux et le Ventre*, Payot, 1975.

la plainte peut être la première étape d'un vrai projet thérapeutique. Sans l'écoute de cette souffrance, les régimes ou les traitements sont voués à l'échec.

« *J'ai perdu 100 kilos, et je ne me suis pas reconnu. En quelques mois, j'en ai repris une bonne quinzaine. Maintenant, après trois ans, je commence à peine à découvrir ma capacité d'exister en tant qu'homme.* »
Jean-Louis

II

Anorexie

« Je n'étais pas assez maigre pour être considérée comme anorexique, mais comme je ne me faisais pas vomir, et que je n'étais pas en surpoids, je n'étais pas non plus prise au sérieux comme boulimique... Pourtant, je vivais un véritable enfer et j'avais tous les jours envie de mourir à cause de mes problèmes de nourriture. Mais je ne correspondais à rien. »
Esther

Différencier l'anorexie de la boulimie peut faire croire, comme beaucoup le pensent, que ce sont deux désordres contraires, alors qu'en réalité ils sont les deux faces d'une même pièce. De plus, une grande partie des personnes souffrant d'anorexie connaissent ou connaîtront la boulimie (environ 50 % d'entre elles). D'ailleurs, pour la plupart, les boulimiques savent ce qu'est l'anorexie pour avoir expérimenté le jeûne. Passant souvent de l'un à l'autre, en alternance ou à des années d'intervalles, le malade ne peut pas se ranger dans une case, ou se résumer à des listes de symptômes.

Le mot même de maladie pose problème car beaucoup n'associent pas l'idée de maladie à leurs pratiques quotidiennes. « Ce n'est pas une maladie, c'est un *mal à dire* », explique Morgane, anorexique-boulimique. Certains spécialistes semble en rajouter, non sans rigueur : « Ce n'est pas une maladie, puisque c'est un comportement qui présente une valeur adaptative [1] ». Comme le disent aussi les

1. A. Passelecq et coll., *Anorexie et boulimie. Une clinique de l'extrême*, De Boeck, 2006.

psychothérapeutes, le symptôme peut même être une jouissance. Tout cela est certes vrai. Mais comme le signalait déjà Claude Bernard en 1878, « il est très difficile, sinon impossible, de poser les limites entre la santé et la maladie, entre l'état normal et l'état anormal. D'ailleurs, les mots *santé* et *maladie* sont très arbitraires. Tout ce qui est compatible avec la vie est la *santé* ; tout ce qui est incompatible avec la qualité de vie et fait souffrir est *maladie*[1] ».

Les conséquences des troubles alimentaires étant souvent dramatiques, il est pertinent d'estimer qu'on est bel et bien confronté à la maladie quand le comportement altère la vie au point qu'elle en devient insupportable.

Les psychiatres ont fait entrer les troubles du comportement alimentaire dans leur *Manuel diagnostique et statistique des troubles mentaux* et les critères sont repris dans la classification de l'OMS (Organisation mondiale de la santé). Ces troubles sont rangés dans les « syndromes comportementaux associés à des perturbations physiologiques et à des facteurs physiques[2] ».

Rappelons que l'anorexie ne s'attrape pas comme la grippe, et la boulimie n'est pas une maladie au sens anatomique du terme, mais les deux peuvent entraîner des désordres médicaux sévères, voire mortels. Il arrive qu'ils débouchent sur le suicide après une longue suite d'aberrations et de souffrances. Enfin, que ce soit l'hyperphagie*, les compulsions* ou les autres troubles alimentaires, l'important est d'entendre ce qui, dans ces comportements perturbés, peut nuire à l'existence de la personne.

La boulimie et l'anorexie commencent donc par « la perte de liberté, le fait que le sujet perd la possibilité de choix et est contraint par une force interne irrépressible à répéter ce comportement dont il n'ignore rien de la puissance dangereuse et destructrice[3]. » On se rapproche alors des conduites de toxicomanie*, même si la nourriture en soi n'est pas un produit psychoactif* qui aurait pour propriété (comme l'alcool ou les autres drogues) de modifier

1. Claude Bernard, *Principes de médecine expérimentale*.
2. Classification statistique internationale des maladies et des problèmes de santé connexes – *International Statistical Classification of Diseases and Related Health*, OMS.
3. A. Passelecq et coll., *op. cit.*

les états de conscience. La nourriture est, bien au contraire, un besoin vital, dont l'être humain ne peut se passer, c'est pourquoi on parle parfois à propos des troubles alimentaires de toxicomanies sans drogue ou d'addictions*.

Ce qui rapproche beaucoup les troubles du comportement alimentaire des autres dépendances, c'est cette contradiction permanente entre le mal que l'on s'inflige et le « je sais bien mais... ».

Ce mal qui terrasse est abstrait, ce n'est ni un virus ni une infection bactérienne, l'ennemi se confond avec soi-même. Cette dimension psychique plonge l'individu dans le désarroi. Une des particularités des troubles du comportement alimentaire se situe bien là : maladies où le corps et l'esprit s'emportent mutuellement dans une danse infernale jusqu'aux frontières de la folie.

Anorexie est un mot d'origine grecque apparu en français au XIVe siècle et qui désigne la perte d'appétit. Mais dans l'anorexie dont nous parlons ici, il ne s'agit pas en réalité d'une perte d'appétit, mais plutôt d'un refus de la nourriture. C'est pourquoi l'anorexie est dite *mentale,* car cette perte d'appétit n'est due à aucune altération organique. Certains cancers ou d'autres maladies graves comme la tuberculose provoquent des anorexies au sens strict de la perte de l'appétit, il ne s'agit pas dans ce cas d'anorexie mentale. En réalité, il est très rare que la perte d'appétit soit présente lors des premières manifestations de l'anorexie mentale ; bien au contraire, la faim existe et la personne lutte contre. La perte d'appétit est liée au refus irrépressible de s'alimenter normalement.

On pourrait dire qu'il n'y a pas une mais *des* anorexies, tellement la privation peut concerner des personnes et des situations différentes, mais il faut ici distinguer nettement l'anorexie d'autres états, comme la perte momentanée d'appétit après un choc (deuil, dépression...), ou de certaines phobies* alimentaires, notamment celles de l'enfant. Si un enfant ou un adolescent refuse systématiquement les repas avec ses parents, cela ne signifie pas non plus forcément qu'il est anorexique. Pendant la petite enfance, particulièrement, un refus de nourriture temporaire peut être une adresse aux parents, qui sont les géniteurs et nourriciers ; ce refus exprime parfois un conflit. Peut-être l'enfant mange-t-il réellement ailleurs et suffisamment ? Peut-être n'y a-t-il dans ce refus de nourriture qu'une forte opposition à la famille, qu'il est important de prendre en compte et d'écouter, mais qui n'entraînera pas forcément l'enfant vers une réelle anorexie. Une phobie* alimentaire, avec exclusion systématique de certains aliments, n'entre pas nécessairement non plus dans le champ de l'anorexie mentale. Malgré tout, dans tous ces cas, il est bon de consulter un spécialiste (pédiatre ou pédopsychiatre).

Pour la médecine, l'anorexie mentale correspond à un refus de s'alimenter lié à un état mental particulier, une « exigence » active de perdre du poids quand bien même cet « impératif » ne s'exprime pas clairement. L'anorexie peut aussi parfois être associée à certaines maladies neurologiques ou des troubles psychiatriques graves (schizophrénies, psychoses délirantes, démences...). On trouve également des épisodes d'anorexie dans les états dépressifs graves. Mais dans ces cas, certains aspects, comme l'obsession du poids et la hantise de grossir, ne seront pas présents de manière identique. Une personne dépressive qui n'a plus « goût à rien » et a cessé de s'alimenter n'est pas à proprement parler anorexique, la nourriture ne l'intéresse pas car rien ne l'intéresse plus. Elle ne se préoccupe ni de son corps ni de son poids, n'est pas hyperactive comme on peut l'être dans l'anorexie *mentale*. De la même façon, l'anorexie n'est pas un acte suicidaire, l'anorexique n'a pas envie de mourir, même si il ou elle met sa vie en danger. Et si la dépression et le suicide apparaissent, l'enjeu est, à l'origine, totalement différent. Quand il y a dépression, il y a souvent une plainte, alors que la personne anorexique se plaint rarement de son état et va jusqu'à nier le fait d'avoir besoin d'aide.

Il existe, par ailleurs, une anorexie du nourrisson ou du tout petit enfant, mais elle n'est pas du même ordre que l'anorexie mentale. Ces bébés qui, dès les premiers mois de la vie, ne veulent ni ouvrir la bouche ni téter, recrachent, vomissent ou régurgitent leurs repas, ont besoin d'être aidés. Ici encore, une prise en charge spécifique par un spécialiste est fortement recommandée, et il ne faut en aucun cas forcer l'enfant ; le plus souvent tout redevient normal si le problème est envisagé sereinement et avec un professionnel. De plus, les anorexies du nourrisson n'évoluent pas forcément vers une anorexie infantile.

Il ne faut pas confondre anorexie et maigreur. Certaines personnes d'un poids très faible ont une constitution qui ne leur permet pas de grossir. D'autres ont toujours eu un petit appétit, mais ne se restreignent en rien dans leur alimentation, et ne mettent pas leur santé en danger. C'est le changement de comportement qui sera le premier signal, la perte de poids en est un autre visible, mais insuffisant. D'ailleurs, on peut toujours souffrir d'anorexie tout en ayant un poids normal, et il ne faut surtout pas négliger de demander de l'aide, même si en apparence on ne semble pas malade.

A. Les « trois A » : anorexie, amaigrissement, aménorrhée

L'anorexie se caractérise par la restriction de nourriture et un amaigrissement. Le troisième critère de la formule des « trois A » est l'aménorrhée*, c'est-à-dire chez les filles l'absence ou l'arrêt des règles, qui peut parfois survenir avant la perte de poids. L'aménorrhée ne peut être constatée que lorsque les règles cessent après arrêt d'une pilule contraceptive ou des traitements œstroprogestatifs*, lesquels sont de plus en plus souvent prescrits chez les jeunes femmes. Il ne faut pas attendre l'aménorrhée pour estimer que le problème nécessite une prise en charge spécialisée.

Chez l'homme, le désintérêt sexuel ou une perte de l'érection peuvent être constatés mais ce n'est pas systématique.

La restriction de nourriture

La restriction alimentaire peut être qualitative et/ou quantitative. D'abord, en excluant des catégories d'aliments (la viande, les aliments gras, le sucre, les glucides...), puis en diminuant les portions, ou en refusant quasiment toute nourriture. Certaines personnes ne voudront manger que des légumes ou des fruits, des laitages sans matière grasse. Elles peuvent, pour faire illusion, avoir recours à la dissimulation et au mensonge : cacher de la nourriture devient fréquent ou, au contraire, faire semblant de manger pour ne pas inquiéter l'entourage. Il ne s'agit pas de perversité, c'est une façon maladroite de se protéger et d'épargner ses proches. Des rituels comme le tri des aliments, ou leur découpage en tout petits morceaux, transforment parfois les repas en un interminable calvaire.

Après avoir réduit les quantités et supprimé ou restreint encore plus son alimentation, l'anorexique peut commencer à considérer le gras ou les calories comme des objets de phobie* : jeter le moindre morceau qui aura été en contact avec un peu d'huile, comme s'il avait été contaminé, enlever la moindre trace soupçonnée d'être de la graisse, essuyer tout méticuleusement avant de le porter à la bouche... Lorsque les repas sont pris en commun, faire semblant d'avaler puis recracher en cachette peut devenir systématique. Mais l'anorexique qui mange seul(e) accomplit ses rituels de façon méthodique et organisée. Quoi qu'il en soit, le moment du repas, qu'il soit pris seul ou en commun, est codifié et source d'angoisse.

La perte de la sensation de faim

Au début de l'anorexie, il y a une véritable lutte contre la faim, proportionnelle à un intérêt exacerbé pour la nourriture : passer des heures dans les supermarchés à observer sans rien acheter, se préoccuper sans cesse de ce qu'on a mangé ou de ce qu'on ne va pas manger, penser à comment réduire encore et encore les portions... Tant de manies qui s'invitent dans le quotidien, au point de ne plus être capable de penser à quoi que ce soit d'autre, tant ces obsessions finissent par envahir l'esprit tout entier... C'est l'un des paradoxes de l'anorexique qui voudrait se détacher du besoin matériel et avilissant que représentait l'obligation de se nourrir. Résultat, on n'absorbe pas la nourriture, mais c'est elle qui nous absorbe, nous « bouffe » jusqu'au délire. Et une fois sur deux, l'anorexie bascule vers l'anorexie-boulimie...

L'anorexique a souvent une connaissance parfaite de la valeur énergétique des aliments. Ce surinvestissement de l'alimentation peut aussi se traduire par la manie de collectionner des recettes de cuisine, ou préparer pour les autres des plats ou des gâteaux auxquels on ne goûtera jamais. Se nourrir par procuration est assez caractéristique de l'anorexie ; comme si voir manger les autres rassurait sur sa propre propension à rester hors des codes sociaux des humains normaux, que l'on rejette. Cela peut prendre des proportions inquiétantes dans certaines familles. Mais, la plupart du temps, si l'entourage se réjouit au départ que l'on fasse la cuisine pour lui, il finit par s'inquiéter d'une activité inhabituelle, révélatrice d'une perturbation.

Au-delà d'un sentiment d'orgueil, voire de toute-puissance, dans le fait d'avoir su dompter la sensation de faim, il existe une jouissance dans le jeûne et dans le dépassement des limites corporelles. Et la nier revient à nier la réalité de la maladie. Cette phase d'euphorie est ce que certains ont nommé « la lune de miel », moment magique où tout semble être idyllique, où les sensations sont décuplées, et où l'on se sent plus fort que son entourage. Ce sentiment de force peut être qualifié de véritable « orgasme de la faim [1] » mais, dans les faits, il rend la personne extrêmement vulnérable, car elle s'est détachée de ses sensations et de la réalité.

Cela peut s'expliquer scientifiquement par différentes réactions physiologiques (notamment la sécrétion d'hormones) qui apportent un sentiment de bien-être et de détachement. Cet exploit fantasmé d'avoir vaincu la faim est bien illusoire, puisqu'il faut réduire encore et encore son alimentation jusqu'à mourir. Et c'est à force de se croire invincible qu'on s'effondre. Le corps a ses limites, et le rappel à cet ordre a un prix exorbitant pour la santé de la personne anorexique. Elle se croit capable d'arrêter, mais la probabilité d'un retour à une alimentation courante, alors qu'on s'est restreint longtemps, devient plus qu'incertaine. Toute l'angoisse déclenchée désormais par la simple vue d'un repas a considérablement accru la difficulté d'ingérer des aliments, même le minimum.

1. E. et J. Kestemberg et S. Decobert, *La Faim et le Corps*, PUF, 1972.

Témoignages

« Je n'aurai plus jamais faim, me suis-je dit. Il était sept heures du soir et j'avais faim. »

Nouk

« Je voudrais oublier l'aliment, le faire disparaître de ma vie, mais, à le nier aussi farouchement, il se venge en s'imposant à mon esprit sans relâche. Je rêve de frites, de gâteaux, de profiteroles au chocolat et à la Chantilly. Une pizza géante me poursuit et me susurre à l'oreille "mange-moi, mange-moi..." »

Aurane

« J'insistais pour que chacun mangeât ce que j'avais pu mettre dans son assiette, servais de grosses portions, je ne mangeais rien moi-même, et cette abstinence était encore une preuve de ma supériorité morale. »

Sheila

« J'avais la sensation de voler, d'être surhumaine. J'avais l'impression d'avoir perdu le réflexe de la déglutition. Avaler représentait un exercice douloureux. »

Delphine

« Dans mes phases aiguës, il m'arrivait de me réveiller dans le noir, le cœur pétrifié devant la mort
qui m'attendait, je croyais, au prochain tournant.
"Il faut que je mange !" Je me précipitais alors
à la cuisine, mais mon angoisse me serrait tant
la gorge que j'avalais trois fois rien. »

Marta

L'amaigrissement

La perte de poids est souvent le signe le plus spectaculaire de la maladie, celui que l'entourage repère, mais parfois beaucoup trop tard. En effet, un trop grand amaigrissement sera lourd de répercussions sur la santé. On évalue la maigreur – ou le surpoids – à partir du calcul de l'IMC (pour calculer l'indice de masse corporelle, voir p. 14). Si l'IMC est inférieur à 18,5, le sujet est considéré comme maigre ; en dessous d'un IMC de 17, la maigreur est préoccupante et, en dessous de 16, la dénutrition devient sévère. Néanmoins, il faut se méfier, une fois de plus, de ces classifications, car parfois la menace est sérieuse tandis que le poids n'est pas au plus bas. Cela dit, c'est souvent à partir de ces chiffres que l'hospitalisation deviendra obligatoire.

L'aménorrhée

« Je n'avais plus mes règles et cela me procurait une joie immense. »
Delphine

« Les règles étaient pour moi le symbole de tout ce que je détestais et que je voulais fuir. Tous disaient que le vrai signe de guérison serait le retour des règles. Et plus on insistait que les règles signifiaient tout, plus je m'obstinais dans l'idée qu'on ne m'obligerait pas à les avoir. »
Marta

La perte ou l'absence de règles chez la jeune femme atteinte d'anorexie est un des critères de diagnostic. Aujourd'hui, ce critère n'est plus aussi évident du fait des différents traitements hormonaux pris communément (pilule contraceptive, progestérone, œstrogènes...). Hormis ces cas, l'aménorrhée* est tout sauf anodine. Le fait d'être hors des cycles est la marque d'un profond dérèglement, mais surtout cette aménorrhée a des conséquences directes et parfois irréversibles sur la santé (voir *Conséquences physiques*). N'attendez pas pour consulter.

Cette atteinte à la féminité n'est pas ressentie de la même façon selon les personnes. Si certaines sont extrêmement soulagées de voir disparaître ces saignements mensuels, d'autres – un peu plus rarement, il est vrai – y voient quand même un inconvénient.

Pourtant, la question de la féminité est bien au cœur du problème de l'anorexie de la jeune femme, et ce n'est certainement pas pour rien que la maladie apparaît le plus souvent au moment de la transformation du corps de petite fille en corps de femme. Certaines femmes voient leurs règles s'interrompre avant de perdre du poids, tandis que d'autres n'ont jamais été réglées. Il est difficile de savoir précisément quand ces cycles pourront (re)venir, car parfois, même lorsque le poids minimal est retrouvé, les menstruations ne réapparaissent pas. Certains spécialistes conçoivent l'aménorrhée* comme une conséquence physiologique de la perte de poids, alors que d'autres voient en elle une origine psychologique marquant le refus de la féminité. Les menstruations sont donc l'un des signes cliniques de retour à la normale.

B. Qui ? Quand ?

Il y a une prédominance féminine dans l'anorexie (en moyenne 6 à 10 filles pour 1 garçon). L'âge de début de la maladie connaît deux pics : l'un vers 12-14 ans et l'autre vers 18-20 ans. On associe souvent anorexie et adolescence parce que la majorité des cas se déclarent entre 13 et 18 ans, mais il existe des anorexies qui débutent à l'âge adulte, ou avant la puberté. En effet, dès 6-7 ans, certains enfants présentent tous les comportements de restriction alimentaire que l'on retrouve chez les anorexiques plus âgés[1]. S'ajoute parfois, dans les anorexies infantiles, un symptôme encore plus grave que le refus de nourriture : le refus de boire. Rappelons que la déshydratation est extrêmement dangereuse.

On remarque une augmentation des anorexies infantiles et des cas de plus en plus jeunes. Marie-France Le Heuzey, médecin psychiatre, note qu'elle voit actuellement en moyenne deux enfants anorexiques par mois, alors qu'il y a vingt-cinq ans elle n'en voyait qu'un par an ! Le nombre d'enfants en classe de CM1 ou CM2 touchés ne cesse d'augmenter : aujourd'hui, les 8-12 ans représentent 30 % des jeunes traités pour anorexie en pédiatrie à l'hôpital Robert-Debré de Paris.

Concernant l'anorexie après 40 ans, les symptômes sont souvent proches de celle des plus jeunes, avec encore davantage de préoccupations excessives sur l'aspect physique, une forte distorsion de l'image du corps, une peur

1. M.-F. Le Heuzey, *L'Enfant anorexique*, Odile Jacob, 2003.

maladive de grossir et de vieillir, la pratique intense d'un sport...

Les garçons aussi

« Contrairement à ce que l'on pourrait penser, même dans le corps médical, un homme n'est pas pris au sérieux. »
Yann

« Tout a débuté par un poids trop important pour moi et un régime pour maigrir. J'ai un métier qui nécessite une très bonne condition physique, et la pratique du sport est fortement conseillée. J'ai décidé de réduire la nourriture un peu, puis beaucoup en pratiquant de plus en plus de sport. Je suis tombé dans une spirale grisante de me modeler un corps, d'augmenter ma condition physique et sportive tout en me sentant mieux dans ma peau. »
Romain

Il est acquis qu'il existe bien plus de cas d'anorexies chez les garçons que ceux actuellement recensés. D'une part, parce que la maladie passe souvent plus inaperçue chez eux, notamment à l'adolescence où la maigreur des garçons n'étonne personne, mais aussi parce que le tabou autour de l'anorexie masculine persiste encore. Avouer souffrir d'une maladie liée dans l'imaginaire collectif à une image féminine n'est pas simple. D'autant que pour certains – y compris des médecins –, ce symptôme paraît équivoque.

La fréquence de troubles psychiques graves faisant suite à une anorexie chez l'homme est l'objet de nombreuses études et invite à prendre ces manifestations au sérieux, sans toutefois considérer que toutes sont des indices avérés. De plus, l'intérêt croissant de l'homme d'aujourd'hui pour son corps – intérêt longtemps considéré aussi comme une spécificité féminine ! – l'incitera peut-être un peu plus à en parler sans craindre d'être assimilé aussitôt à la féminité.

L'anorexie masculine est très proche dans ses symptômes de la version féminine. Mais elle peut s'accompagner par une honte du corps encore plus marquée. Ce rejet du corps entraîne parfois un besoin de se fabriquer du muscle, en ayant recours à des techniques culturistes. Certains spécialistes évoquent des symptômes spécifiques de plus en plus répandus chez certains adeptes de la musculation, qui renforcent cette pratique intensive, pour ne pas dire excessive, par des diètes sévères, parfois sous forme de poudres de protéines pour « sécher le corps ». L'évitement systématique et absolu des graisses et des sucres et l'obsession du poids sont fréquents, tout comme le recours à des médicaments.

L'image du corps

On a tendance à penser que l'anorexique veut maigrir pour plaire ou se plaire, on associe son amaigrissement aux canons de la mode. Or, au-delà du besoin de séduire, la dévalorisation de soi est parfois telle que la personne n'est en réalité jamais satisfaite, ni de son corps ni de sa vie. Source de dégoût et de honte, le corps doit être sans graisse, sans formes, et on cherche en réalité un idéal de pureté qui confine à l'immatérialité.

Ce qui caractérise le rapport que l'anorexique entretient avec son propre corps c'est une distorsion de l'image qu'il perçoit. Non seulement la peur panique d'être gros(se) ne cesse jamais, mais surtout l'anorexique veut maigrir même quand il/elle est déjà très mince, puis continue de se voir énorme quand il/elle est extrêmement maigre. Cette distorsion de l'image, cette vision déformée de son corps et du regard des autres, appelée dysmorphophobie*, est incompréhensible pour autrui. Qui pourrait croire qu'une personne aussi maigre puisse se trouver grosse ? Et pourtant, la personne se voit réellement comme cela. Cette perturbation de l'image du corps est un des aspects les plus difficiles de l'anorexie, et une grande affliction pour celle qui en est victime. La solitude et l'incompréhension aggravent le trouble et ces sensations angoissantes.

Éprouvant de grandes difficultés à prendre la mesure réelle de son état, l'anorexique mésestime souvent la gravité de la maladie. Et cette « ivresse de la faim » renforce l'illusion de la toute-puissance, car la pratique du jeûne ne fait que renforcer l'hyperactivité. En effet, plus la personne restreint son alimentation, plus elle perd du poids, et plus elle va s'étourdir dans des activités multiples et incessantes.

Il s'agit de « bouger pour bouger », frénétiquement et tout le temps. L'addiction* au sport est fréquente, et chaque occasion de dépenser davantage de calories est mise à profit : monter et descendre les escaliers sans cesse, lire ou travailler en marchant, rester debout à tout prix, ne jamais s'asseoir, faire des exercices d'abdominaux ou des pompes au milieu de la nuit, aller nager ou faire du vélo avant le lever du jour...

Encore un paradoxe, les sensations de faim et de fatigue sont gommées mais permettent d'assurer la survie, de se sentir exister et d'avoir un contact avec soi-même. Que ce soit le jogging de façon intensive pendant des heures, ou la marche punitive, des dizaines de kilomètres par jour, la personne s'épuise dans des tâches insensées, tout est bon pour se vider d'une énergie pourtant déjà absente du corps. Là encore, tout se passe comme si l'on cherchait à tout prix à repousser les limites, au prix de blessures parfois très graves.

L'investissement intellectuel

> « *Mes moyennes augmentent et mon poids baisse. Tout va très bien. Tout va très très bien.* »
> Nouk

L'investissement intellectuel est aussi très présent chez nombre de malades. On ne doit jamais s'accorder de repos, et le souci de la perfection s'applique à tous les domaines de la vie. On est souvent incapable de se détendre, de se reposer, et l'on restreint la plupart du temps son sommeil. L'hyper-investissement scolaire ou professionnel va dans le sens de « ne jamais gaspiller le temps ».

La nourriture et les besoins corporels sont vus comme des activités grossières, voire obscènes. Et comme, bien souvent, le corps est perçu comme sale et impur, la valorisation des activités de l'esprit s'en trouve justifiée.

On a souvent décrit la jeune fille anorexique comme perfectionniste et brillante dans sa scolarité, ce qui est fréquent. Mais contrairement aux idées reçues, les anorexiques ne sont pas plus intelligentes et, au fil de la maladie, celles qui pouvaient avoir des facilités finissent par perdre leurs capacités.

Le déni

> « *Ces médecins voulaient à tout prix, et même de force, me soigner d'une maladie dont je ne me sentais pas atteinte.* »
> Émilie

> « *J'étais enfermé dans le déni le plus total et je pensais bien vivre.* »
> Yann

> « *Je refusais d'admettre que j'étais malade.* »
> Jackie

Une des principales caractéristiques de la plupart des personnes atteintes est le déni, celui de la maigreur d'abord. Elles ont du mal à se voir en malade.

Ce déni concerne tous les aspects de la maladie et renforce donc la certitude qu'il n'y a pas de danger. Si parfois il y a une vague conscience de l'extrême faiblesse du corps, la réalité est largement minimisée. Quand on est à ce point coupé de ses propres sensations physiques, on ne peut plus entendre le signal d'alarme que le corps envoie. Précisons aussi que cela n'a rien à voir avec un délire au sens psychiatrique du terme. Être anorexique n'est pas être fou, on peut discuter de tout et de façon argumentée, mais cet acharnement à nier le corps a un impact sur le ressenti, et il finit par l'anesthésier. Le Dr Colette Combe met l'accent sur cet aspect : « Ce qui est dangereux, c'est le trouble de la perception qui découle de l'anorexie. On ne perçoit pas la fatigue entraînée par la maladie. On continue sans pouvoir se rendre compte que le corps souffre à ce point [1]. »

1. Propos recueillis par l'auteur en mai 2007.

Comment ça commence ?

« *En fin de Seconde, j'ai commencé à faire attention à ce que je mangeais ; ce fut le début d'une longue descente aux enfers.* »
Émilie

« *J'allais avoir 17 ans. Ce mal-être avait probablement commencé bien avant. Peut-être même avait-il toujours été présent.* »
Delphine

« *Je n'avais pas l'intention de maigrir quand je me mis à manger de moins en moins. Ma décision de faire un régime n'était pas consciente. Je n'ai jamais fait le rapprochement entre mon refus de manger et un désir de minceur. Je ne savais pas ce que je faisais : je me sentais simplement obligée de le faire.* »
Sheila

L'anorexie survient souvent à des moments clés de la vie. L'adolescence et la puberté, par exemple, mais aussi lors de grands changements, comme un mariage, une grossesse, ou la ménopause pour les femmes. L'anorexie débute souvent par un régime, la plupart du temps totalement injustifié. La restriction alimentaire et l'amaigrissement s'accentuent de façon spectaculaire, et la personne est obsédée par l'impression d'être grosse, alors que le vrai problème n'est pas dans le poids supposé mais dans l'obsession qui en découle.

Elle conserve une hyperactivité et un dynamisme qui contrastent avec son aspect squelettique. D'ailleurs, pour certaines, les performances scolaires sont brillantes, les résultats sportifs aussi. Des événements conjugués peuvent jouer le rôle de déclencheurs multiples, et il est parfois difficile d'identifier réellement le moment où tout a commencé. Parfois, c'est anodin, une remarque sur l'apparence physique, un échec, une déception affective ou un déménagement, un changement de vie... Certains événements traumatiques peuvent être clairement identifiés : le divorce des parents, le décès d'un proche, un viol ou un abus sexuel... D'autres traumatismes sont parfois si profondément enfouis dans l'inconscient que les faire revivre fait partie intégrante du traitement.

La maladie a tendance à s'auto-entretenir. L'hyperactivité et le jeûne ont des conséquences biologiques qui éloignent d'un comportement rationnel. L'euphorie et le détachement s'installent, accompagnés de l'illusion d'une grande lucidité.

Les rituels et le comportement face à la nourriture renforcent l'isolement. Et plus on est seul, plus il est difficile de sortir de l'anorexie. L'abandon des liens affectifs va enfermer le malade dans son monde et il ne lui restera plus qu'à compter ses calories, seul et incompris, en perdant jour après jour les quelques forces de vie restantes.

C. Les conséquences de l'anorexie

« Vous voyez l'espèce de pruneau desséché, là ? C'est votre cœur. Diminué de 25 %. Et tous les autres muscles, le cerveau, les poumons, pareil. Ils ont perdu entre 30 et 40 % de leurs capacités. »

Dr Rigaud

« Couchée sur le côté, mes côtes et mes hanches me gênaient particulièrement ; sur le ventre, c'était mon dos qui me faisait mal ; et sur le dos, les ressorts de mon matelas rentraient dans le peu de chair qui me restait. »

Sheila

« Je ne peux plus me laver toute seule. Je suis trop faible maintenant. Mes blessures sont toutes nécrosées parce que ma peau ne se régénère plus, j'ai des croûtes qui me viennent sur la tête, et puis des verrues aux pieds, mes cheveux tombent par poignées entières. C'est très laid, avec ma peau violette, on dirait un petit animal. Tempes, nuques, épaules, fesses, tout mon corps est recouvert d'un fin duvet noir. »

Aurane

Les conséquences sont nombreuses et souvent graves. La dénutrition a très vite des effets importants sur tout l'organisme. Il est primordial de prendre en charge médicalement l'anorexie, car certaines carences peuvent faire des dégâts irréversibles. Tout est atteint dans le corps : os, cœur, foie, reins, cerveau... Et si l'on n'y prend pas garde, l'anorexie peut être mortelle. La mortalité pour cette pathologie est estimée entre 10 et 15 %. Après vingt ans d'évolution, le chiffre est de 20 %.

À force de ne pas s'alimenter suffisamment, la personne a froid constamment. L'arrêt des règles peut provoquer des problèmes de croissance osseuse, ainsi qu'une ostéoporose précoce. Les carences nutritionnelles, les évanouissements et les pertes d'équilibre, l'hypoglycémie avec coma sont fréquents. D'autres conséquences physiques sont plus visibles : déshydratation de la peau, cheveux et ongles fragiles et cassants, pilosité excessive se développant sur les membres et le visage... La fonte du muscle entraîne aussi un rétrécissement de tous les organes constitués par ce tissu. Le corps que l'on voulait nier, oublier, revient mais dans des souffrances immenses.

Bien avant la mort, les carences physiques affaiblissent le corps jusqu'à l'extrême. Comme un vieillard, la personne devient dépendante, invalide. Plus question alors de courir à tout va, ou même de faire quoi que ce soit, désormais tout est difficile, douloureux.

La dégénérescence et les indices de la dénutrition deviennent aussi visibles que dans les pires cas de famine. Nous verrons plus loin l'impact sur le psychisme et sur les relations.

Sur le plan physique

- Frilosité excessive : le manque de calories empêche la régulation de la chaleur de se faire, intolérance au froid. Même en plein été la personne peut se sentir frigorifiée.
- Carences vitaminiques et en oligo-éléments.
- Sécheresse de la peau trop fine, peau qui s'écaille malgré tous les soins, incapacité à cicatriser (les cellules ne se renouvelant plus), perte des cheveux, ongles cassants, dents qui se déchaussent.
- Constipation chronique : le manque de nourriture empêche le système digestif de fonctionner. Ralentissement de la vidange gastrique, ballonnement abdominal. (Symptôme aggravé par l'utilisation de laxatifs*.)

- Anémie (déficience en fer) : empêche le transport de l'oxygène dans le sang et peut mener à l'essoufflement et aux infections respiratoires.
- Hypocalcémie : réduction des os par diminution de la masse osseuse, fractures ou tassements vertébraux, les os fragilisés cassent. La perte des règles renforce l'ostéoporose entraînant infertilité et stérilité.
- Lanugo : apparition d'un fin duvet de poils couvrant la peau du visage, du dos et des bras. C'est un mécanisme de protection ancestrale qui permet le maintien de la chaleur corporelle en périodes de malnutrition et de famine.
- Cyanose des extrémités qui deviennent bleues.
- Arthrite dégénérative à l'intérieur de l'articulation mandibulaire de la mâchoire.
- Crampes (au ventre et aux muscles, douleurs très fortes), maux de tête chroniques.
- Atrophie musculaire, dégénérescence des tissus due au fait que le corps se nourrit de ses propres tissus.
- Fatigue chronique due à la faiblesse du système immunitaire.
- Déficiences rénales.
- Atteintes du foie.
- Détériorations neurologiques.
- Lésions cérébrales.
- Troubles de la vision, cécité.
- Ralentissement du rythme du cœur, palpitations et attaques cardiaques.
- Hypotension entraînant étourdissement, faiblesses, vertiges, pertes de connaissance.
- Acidocétose : la combustion des graisses par l'organisme (au lieu des sucres et des hydrates de carbone*) peut conduire au coma et à la mort.

Les conséquences mentales et relationnelles

Le mot appétit vient du latin *appetitus* qui signifie désir. C'est tout dire. De la perte d'appétit à la perte de désir, la voie est toute tracée. Ce lien entre faim et désir est le cœur même de l'anorexie. D'ailleurs, l'anorexique éprouve une immense angoisse face au désir, quel qu'il soit. Désirer c'est se montrer dans le besoin, révéler sa faiblesse vis-à-vis de l'autre ; c'est donc risquer l'abandon, la déception, le manque, tout ce qui effraie l'anorexique.

Difficultés de concentration, irritabilité et troubles de l'humeur sont notables. De même, les insomnies peuvent devenir fréquentes et des douleurs physiques peuvent réveiller en sursaut. La dépression est aussi à l'horizon de nombreux cas. Le risque dépressif n'est pas seulement l'effet des carences alimentaires mais aussi d'une vie relationnelle qui s'appauvrit.

Après la surpuissance, vient le temps de l'abattement et la tristesse. Il est extrêmement difficile, voire impossible, de mener une vie normale quand l'anorexie dure. Le repas est un moment de partage, de convivialité, et l'anorexique fuit toutes ces opportunités par peur de la confrontation à la nourriture. Les dîners, les fêtes, la cantine de l'école ou même les déjeuners d'affaires sont autant de situations difficiles à gérer pour qui préfère fuir les regards accusateurs. Car ce comportement peut susciter l'incompréhension, voire l'agressivité de l'entourage. Ce repli sur soi et cette solitude, que renforce l'apathie due à la dénutrition, enferment inexorablement le malade dans sa maladie.

L'absentéisme, l'échec scolaire et l'exclusion sociale sont fréquents. Arrêt des études, arrêts maladie, chômage s'achèvent par une incapacité totale de travailler. La maladie, rivale de toute autre ambition, détruit ce qui avait fondé l'individu, excluant tout projet et rendant toute relation quasi impossible.

Il est difficile, même pour ceux et celles qui réussissent à conserver une vie sociale et professionnelle satisfaisante, de lier des amitiés durables. Toutes les facettes de la vie sont affectées, tant sur le plan affectif que relationnel.

Les relations amoureuses deviennent très compliquées. Il arrive que la personne atteinte soit coupée de ses propres émotions et ne s'autorise pas à ressentir des sentiments comme l'amour ou toute forme de dépendance à autrui. De plus, pour la personne qui veut s'engager auprès de la malade, que de concessions et de sacrifices... Comment aimer quelqu'un qui ne s'aime pas à ce point ?

La sexualité pose problème. Souvent, l'anorexie érige un barrage entre soi et le partenaire. Beaucoup d'adolescents souffrent d'un déficit d'estime de soi, mais chez l'anorexique le dégoût des contacts physiques et la peur de l'autre aggravent l'incapacité à tisser des relations. Malgré cela, des couples se forment et fondent une famille. Mais en général, la maladie éloigne toute forme d'investissement dans une histoire affective ou sexuelle.

Ce conflit permanent avec son propre corps annihile tout désir d'une sexualité épanouie. Les hormones, qui jouent un rôle fondamental dans la sexualité, fonctionnent au ralenti, du fait de la malnutrition. Un homme anorexique peut perdre tout désir sexuel et ne plus avoir d'érection. Chez la femme, l'arrêt des menstruations et l'absence de libido sont fréquents, l'anorgasmie et la dyspareunie (douleur à la pénétration) également... Mais tous deux vivent dans la crainte de livrer leur intimité et de s'abandonner à l'autre.

TÉMOIGNAGES

« Je souffrais en fait de défaillances mentales constantes : j'entendais tous les mots prononcés, je comprenais leur sens et même le sens de certaines phrases, mais j'étais incapable de combiner cet amalgame de signes et d'aboutir à un sens global. »

Sheila

« Je n'étais capable d'éprouver ou d'exprimer aucune sensation de plaisir ou de bonheur. Seule subsistait la peine, l'angoisse et bien sûr un profond sentiment de solitude. »

Yann

« C'est un cercle vicieux d'une solitude et d'une tristesse infinies. »

Maroussia

« L'anorexie, c'est le moment de la vie où l'on s'isole, où l'on pleure, on dépérit. Cette maladie mentale apparaît, puis nous détruit, nous pourrit l'existence, nous enlève notre joie de vivre et nous plonge dans la tristesse. Tout te paraît si noir... Cette absence de volonté, cette souffrance, ce mal-être et ce mal au cœur, détresse. »

Romain

« Pas question de désobéir à cette "amie jalouse" qui, dès que je voulais faire un pas vers le plaisir, me tirait par le bras en

me disant "non, ce n'est pas la peine, reste avec moi, nous sommes bien toutes les deux, on n'a besoin de rien."
Ma danse, évidemment, a elle aussi été victime de cet enfermement. »

Maroussia

« Je n'ai pas de travail, pas de mari. La maladie m'a enlevé dix ans de ma vie pendant lesquels j'aurais pu construire beaucoup de choses. »

Claire

« Mes seins me faisaient honte. Je me refusais à être femme. Ce corps sexué me dégoûtait plus que tout. »

Delphine

« Je ne voulais tout simplement rien savoir de l'acte sexuel. »

Sheila

« Comme tant d'anorexiques, j'avais peur que mon corps ne m'échappe, que le sexe me détourne de mes objectifs. Un an plus tard à l'hôpital, je cacherai mon visage dans mes mains pendant qu'une très belle femme racontera en pleurant combien son désir pour son amant lui fait peur. »

Marya

À long terme...

La proportion d'anorexiques qui guérissent totalement varie. En moyenne, on considère qu'un tiers des personnes s'en sortira totalement, tant du point de vue du poids, de la santé physique que des relations. Un autre tiers des cas aura une amélioration incomplète, avec rechutes ou alternance de phases boulimiques et anorexiques. Un dernier tiers des personnes connaîtra une évolution grave, avec restriction des relations avec l'entourage, renforcement accru de l'anorexie et une forme de dépression chronique.

Comme le résume un spécialiste, « environ 60 % des anorexiques garderont une grande partie de leur vie des stigmates de leur maladie (difficultés alimentaires, poids insuffisant, troubles menstruels)[1] ». Pour autant, la guérison est loin d'être un mythe. Devant le coût humain et

1. A. Passelecq et coll., *op. cit.*

économique, les institutions, les associations qui, avec les pouvoirs publics, se sont mobilisées, tentent de faire face à la maladie et de tordre le cou aux idées fausses. De la prévention à la prise en charge, la nutrition et les troubles alimentaires sont désormais au cœur des programmes de santé publique.

D. Les causes

« Pourquoi croient-ils toujours que c'est de la faute d'une chose très précise ? Un peu comme si "cette maladie" était une crise de larmes. »
Valérie

« Dire qu'il s'agit d'une maladie permet de la combattre, avec humilité et détermination. Cela devient un adversaire, non plus sa propre personnalité. »
Maroussia

« Avec le fait de remanger plus régulièrement, les émotions ont commencé à revenir. Je dirais que, avant, tout était teinté de noir dans mon esprit. Par la suite, les choses ont été plus nuancées, je veux dire que j'ai toujours des "hauts" et des "bas" mais ceux-ci sont moins "tout blanc" ou "tout noir". »
Yann

Les causes de l'anorexie peuvent être des troubles d'ordre métabolique mais elles restent le plus souvent psychologiques. Il s'agit de soucis relationnels comme les mauvaises relations familiales, d'absence de repères ou de difficultés à construire son identité. C'est une combinaison de facteurs biologiques, psychiques, sociaux, voire culturels.

Sans aucun doute, l'anorexie est une réaction à des conflits intérieurs. La puberté, l'apparition des premiers désirs sexuels déstabilisent l'adolescent vulnérable dans son corps, et ce corps devient un problème. Il faut alors dominer ce corps, le modifier, contrôler son aspect physique. Une simple remarque désobligeante sur le corps dans l'enfance ou la volonté de maigrir à l'adolescence sont souvent à l'origine de ce trouble. S'il n'existe pas de gène de l'anorexie, on peut trouver des prédispositions familiales, une vulnérabilité. Et c'est la perception de ce corps plus que son apparence réelle qui conduit à réduire sa vie à un simple exercice cérébral, laissant de côté toute forme d'émotions.

Le bouleversement hormonal qu'entraîne la privation alimentaire crée un état d'euphorie et d'anesthésie. C'est cet état qui est recherché comme l'on recherche l'effet d'une drogue.

Les régimes amaigrissants sont à l'origine d'environ 70 % des anorexies[1], mais cela ne peut seul expliquer la maladie, car heureusement tous les régimes de ce type ne conduisent pas à l'anorexie.

L'importance de la détection précoce des premiers troubles est compliquée car la grande difficulté de l'entourage, y compris médical, à percevoir les prémices de la maladie est que l'anorexique ne présente pas de troubles psychiques visibles.

Le rôle de l'environnement social et de l'impact culturel sont indéniables. Certes, le couplet sur le rôle des médias, des séries télévision ou de la publicité n'a pas fini d'être fredonné... Trop d'images de corps parfaits, sans graisse, tout en muscles. Ce corps idéal, outil indispensable à la séduction, et donc à l'amour, est sacralisé. Alors que dans le même temps l'individu est sollicité de toute part pour consommer des nourritures facilement préparées et rapidement avalées.

Il y a souvent dans l'anorexie une quête d'autonomie, une recherche identitaire où le désir propre serait enfin reconnu, la façon de vivre valorisée. Certaines études ont montré que les personnes qui souffrent de troubles alimentaires ont une tendance au « perfectionnisme et la capacité à se fixer des structures rigides ainsi que des buts irréalistes[2] ». D'autres évoquent le lien entre la violence ou les abus sexuels et les troubles du comportement alimentaire. L'anorexie est souvent un appel au secours, à un moment de la vie vécu comme une situation d'impasse.

---

1. Dr Daniel Rigaud, *op. cit.*
2. *International Journal of Eating Disorders*, novembre 2002.

E. Les traitements

« Mes parents pensaient qu'il suffirait de m'alimenter pour que tout rentre dans l'ordre, que j'étais allée un peu loin avec mon régime. C'était pour eux une manière de tenir à distance les vrais problèmes. Nous ne savions pas encore qu'il nous faudrait affronter des monstres bien plus gros que le régime et le poids. »
Marya

Soigner d'abord le déni

On a vu à quel point l'anorexique a du mal à voir son état et à considérer que ses actes sont néfastes. La première condition pour guérir de l'anorexie est la prise de conscience du problème. Reconnaître qu'on est malade, accepter de demander de l'aide est le vrai premier pas. La sortie du déni est un préalable à toute démarche de soin, sans lequel tout traitement risque de se solder par un échec.

Combler le gouffre émotionnel

Faire revenir les émotions est un des aspects les plus complexes de la guérison, car après s'être coupé de son ressenti pendant une longue période, se réconcilier avec son image et retrouver l'estime de soi est un chemin de croix. Du coup, paradoxalement, il n'est pas rare qu'une forme de dépression apparaisse lors des premiers mois, quand on entre à nouveau en contact avec son corps et avec les émotions qu'il abrite. Le sevrage* de l'anorexie est comme un sevrage dans le cas d'une addiction. Pendant tout le début du sevrage, on se sent moins bien que dans l'état anorexique, d'où la difficulté pour y arriver seul.

Le rôle de l'entourage

« Si l'on m'avait acceptée, soit dans ma famille, soit à l'école, je n'aurais sans doute pas eu besoin de recourir à l'anorexie. »
Sheila

Puisqu'il n'existe pas non plus de famille type qui favoriserait l'anorexie, culpabiliser l'entourage est inadapté et improductif. Au contraire, puisque lui aussi est otage de cette souffrance, il faut le mobiliser, l'investir dans une démarche thérapeutique d'accompagnement et de soutien de la personne atteinte. Du malentendu au non-dit, cet entourage doit parfois se remettre, lui aussi, en question. Néanmoins, il n'en reste pas moins le garant d'une stabilité affective. Lorsqu'on sait à quel point l'anorexique souffre de se sentir mal-aimé, ou peu estimé, cette revalorisation du lien affectif, quand il est possible, est un facteur objectif de guérison.

De plus, si l'appel à l'aide sous-tendu par la maladie est compris par cet entourage, il deviendra une chance. S'attaquer aux racines du mal, c'est renforcer la possibilité de faire reculer cette lente destruction du corps et de l'esprit.

Les psychothérapies

« La psychothérapie m'a aidé à voir plus clair dans les causes de mon état. Je pense que le manque de contrôle sur ma vie y était pour beaucoup. »
Yann

« Je ris maintenant de ma peur devant un petit pois, un carré de chocolat, une tartine beurrée ou de celle de lécher un timbre-poste craignant d'être nourrie par la colle ! Je me suis réhabituée à manger avec plaisir. Ça a pris du temps, mais c'est bon ! »
Maroussia

« Je me mis à rêver d'une existence sans anorexie. D'un seul coup je me découvris affamée par la vie. »
Marta

Les thérapies cognitives et comportementales visent à démystifier certaines croyances concernant les aliments et la représentation corporelle. Apprendre à gérer son anxiété et ses émotions, retrouver l'estime de soi est l'un des objectifs. Cette démarche peut se révéler efficace si le trouble alimentaire est récent, car il s'agit de thérapies brèves.

Dans les cas plus lourds, il faudra avoir recours à d'autres formes de thérapies, car on n'obtient pas de guérison en quelques semaines pour un symptôme qui a mis des années à s'installer. Une bonne prise en charge, y compris à la sortie d'une hospitalisation, se fera sur la durée.

Les psychothérapies d'inspiration analytique qui axent le travail sur la découverte de raisons profondes du symptôme (notamment dans l'enfance de l'individu), à raison d'une ou deux séances par semaine, ont fait leurs preuves. Cette forme de thérapie peut être complétée par une approche corporelle ; d'ailleurs, certains psychothérapeutes n'hésitent pas à les mêler dès le début de la prise en charge.

Les thérapies familiales aident à résoudre les conflits noués au sein de la cellule familiale. En faisant appel à tous les membres de la famille, on s'attaque souvent aux déclencheurs inconscients de la maladie. Une étude de l'Institut mutualiste Montsouris a montré l'efficacité des thérapies familiales dans le traitement des patients anorexiques. En complément de l'hospitalisation, cette prise en charge a permis une amélioration à la fois de la problématique alimentaire, mais aussi de l'état psychique général des anorexiques (anxiété et dépression). La thérapie familiale a également favorisé l'adaptation sociale des malades et amélioré la qualité du fonctionnement familial [1].

Les thérapies de groupe sont de plus en plus utilisées. Ainsi aidé par le psychothérapeute, on apprend à exprimer son ressenti, à s'affirmer. Faire revivre des situations conflictuelles ou mettre l'accent sur des approches corporelles permet de décharger ses émotions. Avec d'autres malades, on met à jour les désirs enfouis, les pulsions inavouées, les malaises relationnels, les comportements inconscients...

De manière générale, apprendre à lâcher prise est une des clés de la guérison. La relaxation pourra être un outil complémentaire pour aider à réduire l'anxiété (notamment

1. *Apports de la thérapie familiale au traitement des patientes anorexiques mentales (1999-2003)*, Institut mutualiste Montsouris, responsables : Dr N. Godart, M. Flament, Pr Ph. Jeammet.

au moment des repas). De nouveaux outils ont fait leur apparition comme l'art-thérapie, le yoga, la sophrologie...

L'art-thérapie se révèle aussi plein de ressources. Saluons les initiatives de certains hôpitaux qui donnent à l'art un rôle important dans les activités proposées à leurs patients. Ainsi, à l'Institut Marcel-Rivière de La Verrière, qui a toujours été pionnier, l'atelier artistique a une réelle place, avec par exemple la danse contemporaine. Madeleine Abassade, coordinatrice culturelle, explique que la danse contemporaine permet d'acquérir une liberté nouvelle, de redécouvrir le mouvement et le corps autrement : « La danse modifie la perception des corps, engendre de nouvelles émotions et de nouveaux gestes. À l'hôpital, nous faisons du corps en souffrance un corps qui danse. La danse montre la voie de la poésie, grâce à une réappropriation du corps. Elle réhabilite le réel en transformant les gestes du quotidien (se serrer la main, s'enlacer, s'embrasser, se coucher, marcher, sauter) en autant de gestes poétiques pour le plaisir du dessin dans l'espace et de la rencontre avec l'autre[1]. » On ne saurait trouver plus bel objectif pour libérer la personne qui souffre de troubles alimentaires. D'autres établissements proposent aussi des « soins culturels » comme la Maison des Adolescents, dirigée par le professeur Marcel Rufo à Paris.

Quelques clés

- → Travailler sur l'estime de soi, arrêter de s'excuser de tout et surtout de s'excuser d'exister.
- → Apprendre à dire « je », verbaliser ses émotions, mais aussi libérer le corps du corset dans lequel on l'a enfermé.
- → Se réapproprier son corps, pas comme un objet extérieur mais en tant que réalité, véhicule des émotions.
- → Accéder à son moi par un autre biais que la maladie,

1. « La danse déplacée – La place de la danse à l'Institut Marcel-Rivière » – http://www.culture.gouv.fr/culture/politique-culturelle/danse-deplacee.pdf

apprendre à exister autrement que par son identité anorexique.
→ Retrouver le goût des aliments, le souvenir du bon, du délicieux.

De nombreuses ressources documentaires existent, sous forme de guides ou de brochures. Elles sont téléchargeables sur Internet. Voir par exemple *La santé vient en mangeant et en bougeant,* le guide nutrition édité par l'INPES, à destination des parents d'adolescents et de jeunes enfants.

Médecine de ville et nutrition

Il est nécessaire d'avoir un suivi médical solide, même hors de l'hôpital, pour prévenir et surveiller les différentes carences causées par la malnutrition, notamment pour éviter la déminéralisation osseuse qui peut à long terme faire perdre 2 ou 3 cm de hauteur par tassement des vertèbres. À cet effet, sera prescrit un apport suffisant en vitamine D, protéines, matières grasses et phosphore.

Des consultations avec un médecin nutritionniste spécialisé dans les troubles alimentaires sont également précieuses pour aider à établir un schéma alimentaire progressif qui puisse correspondre au rythme de la personne. Plutôt que de mentir en prétendant manger ce qu'on ne supporte pas, il s'agit de trouver petit à petit, en accord avec le médecin, des solutions adaptées et acceptables pour essayer de se maintenir dans un état physique satisfaisant. Se fixer des petits défis entre chaque séance est très motivant : réintroduire un aliment, ajouter une collation, sortir au restaurant avec une amie...

L'hospitalisation

Bien entendu, si le pronostic vital est en jeu, il peut y avoir une hospitalisation d'urgence, mais il faut essayer au maximum d'éviter la contrainte. La question de la pose d'une sonde nasogastrique pour la rénutrition doit aussi être abordée avec discernement, elle devra se faire avec le consentement du patient et l'accord de son médecin. Par ailleurs, cette méthode suscite le scepticisme chez certains spécialistes qui estiment qu'elle peut avoir des conséquences à long terme sur la vie psychique et que la violence exercée par les soignants peut être traumatisante. De plus, cette technique n'aide pas à réapprendre à s'alimenter, bien au contraire, puisque l'anorexique est ainsi mis dans une situation de régression et conforté dans un mode de survie comme un nouveau « cordon ombilical ». Ils proposent plutôt d'autres formes de soin dans des services spécialisés.

La maladie étant plurifactorielle, la meilleure prise en charge est pluridisciplinaire, elle devra s'appuyer à la fois sur le corps et sur le mental. Elle dure en général plusieurs mois, selon les caractéristiques cliniques et l'évolution du trouble. Le système avec « contrat de poids » qui donne des récompenses et des punitions en fonction du nombre de kilos accumulés est lui aussi l'objet de controverses scientifiques car, non seulement il centrerait le traitement sur ce qui, déjà, préoccupe trop le patient, mais il inciterait à avoir recours à des tricheries dans un mécanisme infantilisant. D'autres hospitalisations prennent en compte les différents aspects essentiels du traitement de l'anorexie par une approche diététique et nutritionnelle associée à une approche de psychothérapie individuelle et/ou de groupe.

Buts du traitement à l'hôpital :
- traiter la dénutrition et les problèmes biologiques associés ;
- restaurer des comportements alimentaires corrects ;
- réduire l'hyperactivité physique, vécue comme incontrôlable ;
- arrêter les vomissements et les comportements de purges ;
- traiter les troubles psychologiques et comportementaux, en sachant qu'un suivi sera indispensable après l'hospitalisation et que le « travail de psychothérapie » devra être poursuivi un certain temps pour assurer une véritable guérison.

III

Boulimie

« Je parais normale, je suis même plus que normale.
Qui pourrait deviner que je suis porteuse
d'une maladie honteuse ? »
Sylvette

« À l'hôpital, comme partout d'ailleurs, la boulimie est considérée un cran en dessous de l'anorexie, à la fois en termes de gravité médicale et d'aura. La boulimie renvoie aux orgies de l'époque romaine alors que l'anorexie évoque les mortifications corporelles du Moyen Âge. »
Marya

Il y aurait environ 30 % de garçons chez les personnes boulimiques. Le symptôme apparaît généralement plus tard que celui de l'anorexie, plutôt en fin d'adolescence, après 18 ans. Pourtant, certains enfants en présentent tous les symptômes dès le jeune âge, et des adultes aussi vont sombrer dedans... Sans prévenir.

On rencontre des personnes vivant en couple et ayant des enfants qui arrivent à cacher leur maladie pendant plus de dix ans à leur entourage, dont le conjoint, car ses effets sont moins visibles que ceux de l'anorexie. Comme Colette Combe le rappelle, « la boulimie est encore plus redoutable que l'anorexie restrictive, car le poids peut rester correct et la maladie secrète [1]. » La grande majorité des personnes boulimiques ont en effet un poids normal. Et pourtant, la boulimie peut être responsable de complications physiques

1. Propos recueillis par l'auteur en mai 2007.

très graves, pouvant se révéler mortelles (voir ci dessous : *Conséquences*).

Comme pour l'anorexie, un rapport obsessionnel au corps et, paradoxalement, la peur de prendre du poids auxquels s'ajoute une insatisfaction de l'image corporelle se manifestent souvent durant la genèse de la maladie.

Description

La boulimie se manifeste par un besoin irrépressible de manger dans un temps limité de très grandes quantités de nourriture, largement supérieures à ce que peuvent absorber les autres. Loin de la gourmandise excessive ou même de la fringale, la personne avale sans faim et sans plaisir. Cette pulsion s'exprime sous forme de crise, en un moment de perte de contrôle du comportement alimentaire.

La culpabilité, le dénigrement de soi qui accompagnent ou suivent l'ingestion l'apparentent à une autodestruction. Ces crises peuvent survenir n'importe où, à n'importe quelle heure du jour ou de la nuit. En réaction à ces épisodes incontrôlables de gavage, la personne – par peur de grossir ou par dégoût – a recours à des pratiques compensatoires encore plus dangereuses pour son intégrité physique : vomissements provoqués, utilisation de diurétiques*, jeûne ou privations alimentaires, pratique excessive du sport...

La boulimie revêt des connotations fortement péjoratives, alors même que l'anorexie est souvent sublimée par ceux qui ne la connaissent pas, qui valorisent la restriction et condamnent l'excès. Leur souffrance étant moins visible, les boulimiques seront considérés comme moins gravement malades que les anorexiques, alors qu'ils mettent tous les jours leur vie en danger. Cette image négative renforce les personnes dans un dégoût et un mépris d'elles-mêmes, car beaucoup de boulimiques se vivent comme des « anorexiques raté(e)s ».

La crise

La crise, souvent précédée par une période de fébrilité et d'angoisse, se déroule dans une sorte d'état second où le besoin impérieux et envahissant de manger s'impose. Cette faim insatiable emporte la raison au passage car ce qui importe alors est de remplir ce vide. Manger, manger vite, le plus possible, sans mastiquer, n'importe quoi, n'importe comment. Mélanger le sucré et le salé, vider le frigo, les placards...

En général hypercalorique, cette nourriture appelée aussi « aliments interdits » est celle que la personne ne s'autoriserait pas en temps normal. Sucrés ou salés, mais souvent très gras, les aliments sont ingérés à la hâte. Parfois à peine décongelés ou crus, qu'importe, du moment qu'ils occupent leur fonction de remplissage. Ce processus ne s'arrête qu'au moment de la douleur, quand l'estomac est dilaté, ou s'il ne reste plus rien à avaler. La valeur calorique de la prise alimentaire pendant une crise avoisine en général les 3 500 calories, et peut aller jusqu'à 10 000 ou 20 000.

En perdant le contrôle de son alimentation, le boulimique a l'impression de perdre le contrôle de sa vie, et même si après chaque crise la honte et la culpabilité lui font se promettre « plus jamais ça », la pulsion revient sans qu'il puisse rien y faire. Si dans certains cas, malgré tout, il existe parfois un véritable choix des aliments, il s'agit en général de se remplir jusqu'à la douleur, l'écœurement.

La fréquence des crises varie selon les périodes et les personnes, à raison de plusieurs crises par semaine, jusqu'à quinze fois par jour. S'y ajoutent des facteurs aggravants comme les angoisses et le stress dans des périodes clés de la vie comme les examens, les événements familiaux, heureux ou malheureux... Car la crise a une fonction de désamorçage des émotions, une sorte de court-circuit qui, même dans la douleur, soulage.

Ce gavage peut être d'une grande brutalité et « la nourriture peut soudain devenir une mise à mort. Au-delà d'une certaine limite, il y a overdose : il est impossible de manger indéfiniment [1] ».

---

1. N. Abraham et M. Torok, « Introjecter-Incorporer », *NRP*, n° 6, Gallimard, 1972.

Comme dans l'anorexie, il s'agit de punir le corps de son existence, c'est un corps en souffrance qui prend toute la place. Le corps est désaffecté, réduit à un fonctionnement mécanique qui se suffit à lui-même, sans apporter de satisfaction. Comme l'explique le psychanalyste Didier Anzieu, c'est « un corps de besoin, et d'un besoin malmené. Conséquence : le fonctionnement corporel n'est pas approprié comme sien, c'est-à-dire comme objet possible de connaissance et de jouissance[1] ». Le sentiment de dédoublement de personnalité est fréquent, sans parler pourtant de maladie psychotique.

La crise de boulimie est en elle-même un état de dépersonnalisation qui a souvent été comparé soit au somnambulisme soit à la crise d'épilepsie tant est extrême la dépossession de soi. C'est pourquoi le terme d'addiction* concernant la boulimie est approprié, car « la contrainte qui s'exerce à l'intérieur du sujet est perçue comme venant de l'extérieur[2] ».

C'est ce magma de perte de contrôle, d'humiliation et de honte qui anéantit le boulimique. Ce trouble est d'autant plus pernicieux que l'omniprésence de la nourriture dans notre société est aliénante pour l'individu.

La pratique de la boulimie devient une addiction*, d'autant plus si la crise est suivie de vomissements, car elle entraîne des modifications biologiques et hormonales qui doivent être reproduites quotidiennement pour maintenir un état de bien-être artificiel. Un véritable sevrage* doit donc être envisagé pour guérir.

Les boulimiques vivent dans un conflit permanent avec la nourriture, c'est pourquoi ce problème leur apparaît insoluble puisque, comme ils finissent par le constater tous, si l'on peut vivre sans boire de l'alcool, sans fumer de cigarettes, sans prendre de drogue, en revanche on ne peut pas vivre sans manger. Terrifiante, cette dépendance se renforce avec le temps et l'installation de l'habitude. Certaines personnes vivent chaque jour au travail avec la pen-

1. D. Anzieu, *Le Moi-peau*, Dunod, 1985.
2. C. Balasc, *Désir de rien. De l'anorexie à la boulimie*, Aubier, 1990.

sée de la crise du soir, et traversent des périodes de manque aiguës, meurtrières.

La boulimie se caractérise essentiellement par un cycle où les moments de suralimentation et de contrôle de poids liés à des préoccupations corporelles se succèdent et s'aggravent mutuellement. C'est un véritable cercle vicieux dans lequel la personne est enfermée. C'est à cause des restrictions et des comportements de compensation que les crises reviennent de plus en plus fréquemment.

« Tout ou rien » est souvent le seul mode d'alimentation du boulimique : le gavage ou le quasi-jeûne. La crainte de grossir est une obsession. La personne souffrant de boulimie n'est jamais satisfaite de son poids (qui est souvent normal) et met une grande énergie à essayer d'éliminer par toutes sortes de moyens ce qu'elle a absorbé durant la crise. Elle saute souvent des repas et finalement, tenaillée par la faim, finit par craquer et ingurgiter de la nourriture en quantités astronomiques. Après une longue période de privation, la crise s'achève dans un terrassement qui laisse la personne d'autant plus meurtrie que la crise revêt un caractère d'échec total qui ne fait que renforcer le dégoût de soi.

Témoignages

« *Solitude totale : porte fermée à clef, téléphone débranché. Saisie de vertiges, j'agrippe nerveusement chips, chocolats, raviolis, gâteaux que je dévore par terre, à même l'emballage, dans l'ordre ou dans le désordre. Peu importent le goût, l'appétit. J'oublie tout.* »

Julia

« *En fouillant ma poubelle, je trouve des biscuits ramollis par les détritus. Je ressors quelques rescapés et les nettoie des cendres de cigarettes qui se sont incrustées dans la croûte. Ça pue un peu. Mais c'est comestible. Et ma vie ? Elle ne pue pas, ma vie ? En fouillant davantage, je trouve une boîte de raviolis à moitié vide.* »

Julia

« *Je tasse la nourriture dans mon ventre, j'appuie bien fort et je me laisse avoir mal, je vois jusqu'où je peux m'enfoncer dans la douleur. La douleur, l'autodestruction, paradoxale-*

ment c'est tout ce qu'il me reste de défenses dans ce corps, champ de ruines habité par les cafards. »

Aurane

« Que s'est-il passé ? Je ne sais pas. Qui était dans la cuisine ? Je ne sais plus. »

Maud

« La bouffe est devenue ma drogue. Elle est légale et disponible. Je m'en sers pour me détruire. »

Annick

- -

A. Les vomissements

Provoquer des vomissements après les crises est une pratique destructrice et asservissante. Le soulagement temporaire créé par l'illusion d'avoir annulé la prise alimentaire incite la personne à manger de nouveau, plus vite et davantage encore, parfois juste après avoir vomi. Les vomissements n'empêchent pas de grossir, un tiers à peine des apports caloriques est éliminé car l'organisme se défend en assimilant plus et plus vite. Mais surtout les dégâts occasionnés sur la santé peuvent être irréversibles (voir « Les conséquences », page suivante).

Chez les « boulimiques vomisseurs », la séquence boulimie-vomissement forme un tout parfaitement intégré. Le vomissement lève le frein que constituait la peur de grossir et, dès l'habitude prise, les crises augmentent d'intensité et de fréquence : le vide gastrique qui suit le vomissement appelle un nouveau remplissage, à tel point que la séquence peut se répéter frénétiquement à l'infini.

Cette dimension toxicomaniaque de la boulimie avec vomissement représente un danger supplémentaire, d'où la difficulté de s'en sortir : « Il n'y a plus de repères de la satiété, donc plus d'état de détente après les repas. La personne est toujours sous tension, et malgré l'anesthésie de survie, elle devient de plus en plus hyper-émotive, persécutée par la moindre contrariété[1]. »

1. Dr Colette Combe, propos recueillis par l'auteur en mai 2007.

TÉMOIGNAGES

« On met deux doigts dans le gosier, et on est fait comme un rat. Le cercle se referme. »

Julia

« J'avais cru bêtement que vomir était une solution pour m'éviter de prendre du poids, grave erreur : même en vomissant pendant une heure après chaque crise à me bousiller l'œsophage, j'ai pris 7 kilos en moins d'un mois ! Non seulement je n'ai pas arrêté de grossir, mais je faisais de plus en plus de crises. Avec, en prime, des dégâts terribles sur les dents, une peau horrible et des joues affreusement gonflées. »

Esther

« J'ai passé un week-end en enfer. Manger, vomir, manger, vomir. Je ne pouvais pas vivre comme ça. »

Jackie

« Vomir est devenu une jouissance, une drogue. »

Alice

« Je verrais presque la bouffe broyée circuler sous ma peau fissurée par ce trop-plein. Je sens les calories se faufiler sous la peau de mes cuisses et de mes fesses, se transformer en capitons graisseux. »

Julia

B. Les conséquences

L'usage de laxatifs* et de diurétiques* dérégule l'organisme. Outre les vomissements, le rite de la purge est tout aussi risqué. Il est surtout lui aussi totalement inutile pour perdre du poids. Rappelons que l'effet de ces produits court après la digestion, donc une fois que les calories ont été assimilées par le corps. Mais ceux et celles qui en sont adeptes ont sans doute la sensation illusoire de faire le vide à l'intérieur, sans envisager à quel point cela peut se révéler néfaste.

Attention, la pratique d'un sport dans le seul but de « brûler des calories » peut devenir une composante supplémentaire de l'aliénation et ne pas contribuer à l'épanouissement de la personne souffrant de boulimie. Comme dans l'anorexie, l'activité sportive n'est alors liée qu'à cette envie de contrôler à tout prix et remodeler un corps dont elle n'est jamais satisfaite. Le miroir est là pour rappeler sans cesse cet échec face à un idéal inaccessible, l'apparence hante la personne dont le corps n'est jamais en accord. En fait, elle vit comme un « exil corporel[1] », elle ressent son corps comme une prison dont il faut se libérer. « À quatorze ans, je faisais des heures de gymnastique rythmique en me demandant si un chirurgien esthétique serait capable d'aspirer toute la graisse de mon corps », raconte Marya Hornbacher.

La distorsion de la perception corporelle (dysmorphophobie*) est caractéristique de la boulimie. La personne se focalise sur tout ou partie de son corps, qu'elle imagine difforme, immonde... En vérité, la perception de son propre corps fluctue de façon excessive au gré de sa relation avec la nourriture. Après avoir mangé, elle se voit grossir indéfiniment.

Répercussions physiques

Les importantes fluctuations du poids laissent des séquelles. Plus les années passent sans traitement adapté, plus il est difficile pour la personne de maintenir une stabilité pondérale. Si la grande majorité des personnes boulimiques ont un poids normal ou légèrement en dessous, 15 % en revanche présente un IMC de 25 ou plus. Elles peuvent parfois présenter des troubles lipidiques (cholestérol, triglycérides) ou du diabète.

Cette alimentation chaotique et déséquilibrée conduit à un mauvais état nutritionnel général, et ce souvent malgré un poids normal. Après des compulsions* alimentaires, des crises de tachychardie (accélérations intenses du rythme cardiaque) ou de tétanie peuvent survenir. La déshydratation, le jeûne, le vomissement et l'abus de laxatifs* en sont les principales causes. On constate des déficiences rénales, voire des attaques cardiaques. Une chute brutale du potassium dans le sang ou un dérèglement des électrolytes* de

1. P. Aimez et J. Ravar, *op. cit.*

l'organisme (dus aux vomissements ou à l'utilisation de purges) sont aussi à l'origine de nombreux décès.

Conséquences mentales et relationnelles

Les conséquences de la boulimie sont proches de celles de l'anorexie. Au quotidien, l'obsession de la nourriture devient extrêmement invalidante. Les crises sont parfois planifiées, et la personne les dissimule à son entourage, en éliminant toute trace de ce qui a été absorbé. Il lui est difficile de manger en public et elle tentera d'éviter ces situations, que ce soit dîners, fêtes, repas en groupe. L'isolement qui en découle favorise les crises...

Les relations affectives sont difficiles, la sexualité souvent absente ou insatisfaisante. Les dépenses occasionnées pour la nourriture peuvent entraîner de sérieux problèmes financiers qui vont du découvert bancaire au vol, en passant par la prostitution dans des cas extrêmes. Le sentiment d'avilissement des crises entraîne souvent une dépression et les tentatives de suicide sont fréquentes (voir chapitre IV).

Principaux effets sur la santé (compte tenu des cas graves)

→ Fatigue, vertiges, tremblement, épuisement.
→ Insomnies, pertes de mémoire.
→ Carences vitaminiques, en minéraux et en oligo-éléments (notamment anémie).
→ Œdèmes.
→ Hypertrophie des glandes salivaires, gonflement du visage, visible et douloureux.
→ Troubles importants du cycle menstruel, voire arrêt des règles, infertilité.
→ Risque d'ostéoporose.
→ Dilatation aiguë de l'estomac, risque d'occlusion digestive et de rupture gastrique.
→ Certaines hépatites. Pancréatite. Perforation de l'œsophage avec risque de mort subite.
→ Érosion irréversible de l'émail dentaire, caries dues aux vomissements provoqués, lésions des gencives, déchaussement des dents.

→ Fissures et ulcération du palais.
→ Inflammations chroniques de la gorge et de l'œsophage.
→ Reflux œsophagique ou pyrosis pouvant endommager l'œsophage, le larynx et les poumons.
→ Déshydratation et hypokaliémie* : chute du potassium causant arrêt cardiaque, voire décès.
→ Crampes, ballonnements, troubles digestifs, système digestif moins efficace (aggravé si prise de laxatif*), retard de la vidange gastrique, constipation, diarrhée, incontinence.
→ Risque de « fausse route », étouffement lors des vomissements.
→ Callosités ou blessures aux doigts (dues à leur introduction répétée dans la bouche).
→ Douleurs gastriques et abdominales.

TÉMOIGNAGES

« Ras le bol des aigreurs d'estomac, de cette haleine de putois, de ces glandes salivaires énormes qui me font un double menton. »

Julia

« Tous les jours, je montais au pas de course l'escalier qui mène à la maison, essoufflée, j'ouvrais les placards en pensant : "Espèce de minable, goinfre, porc, grosse vache !" Toute la journée, mon ventre était douloureux et recrachait sa bile. Je titubais en marchant. »

Marya

« Assise sur la cuvette des WC, la tête entre les mains, je priais pour que mes intestins s'arrêtent de saigner. »

Marya

« La bouche pâteuse, l'estomac barbouillé, mais surtout l'âme meurtrie. »

Annick

« Je refuse d'exhiber ma graisse. Depuis longtemps, je ne me mets plus en maillot de bain. Je passe l'été à l'abri des regards et de la chaleur, engoncée dans de grandes robes. Et je souffre de mon enfermement et de mon anormalité. »

Annick

« Pour assouvir ma rage de nourriture, je vais apprendre à voler. Je passe à la caisse avec un paquet de café à la main, mon sac rempli de nourriture. Je ne dois ni trembler ni paniquer. Manger en aussi grande quantité coûte cher. »

Annick

C. Les causes de la boulimie

Comme les conséquences, les causes de la boulimie sont proches de celles de l'anorexie (voir le chapitre II, « Les causes » et « Les traitements », p. 58 et 60). La boulimie n'arrive jamais par hasard, et plus on attend pour la soigner, plus le système sera installé et plus la prise en charge sera difficile. Bien souvent, ce trouble sert à « se défendre contre les émotions, contre la douleur et contre toute terreur de proximité. La boulimie est une force de résistance[1] ». Comme l'anorexie, la boulimie est parfois le seul « lieu d'intimité » pour la personne. Elle a une fonction, d'où la difficulté de la quitter.

Il y a des causes plus profondes, mais rappelons que 60 % des boulimiques connaissent leur première crise lors d'un régime amaigrissant. Des facteurs biologiques essentiels expliquent comment la restriction ou l'exclusion d'un certain type d'aliments (notamment les hydrates de carbone*) provoque la pulsion boulimique. De même la privation de nourriture a des effets en elle-même qu'il faut connaître pour mieux comprendre les crises (voir chapitre II, « Les causes », p. 58).

D. Les traitements de la boulimie

« J'ai retrouvé l'immense joie de dîner avec des amis, de manger comme eux, de ne plus me mettre au régime le lundi matin. Je participe enfin aux sorties à bicyclette, à la cueillette des fraises et surtout, à la douceur de savourer une énorme glace à la fin d'une journée torride. Ce bonheur est incroyable, il représente ma plus grande victoire. »

Annick

1. Dr Colette Combe, propos recueillis par l'auteur.

Malgré le souhait d'un grand nombre de personnes, il est extrêmement difficile de se sortir seul(e) de la boulimie. Cela ne se résume pas à une seule question de volonté. Il faut accepter de demander de l'aide et avoir confiance. Le traitement devra se faire sur deux fronts : l'aspect nutritionnel et l'aspect psychologique.

L'hospitalisation est peu fréquente, excepté si le poids est très bas ou les crises avec vomissements devenues tellement intenses qu'elles rendent la vie impossible. Des envies suicidaires ou une dépression sont autant de motifs pour envisager une parenthèse dans un lieu de soins.

Les médicaments de type antidépresseurs – comme la Fluoxétine, plus connue sous son nom commercial, Prozac® – ont souvent été utilisés pour enrayer les crises de boulimie et la dépression qui lui est associée, mais ils n'accomplissent pas de miracles[1].

Il faut consulter un médecin nutritionniste spécialisé dans les troubles du comportement alimentaire afin de rétablir un schéma nutritionnel correct. Seule la mise en place d'une alimentation régulière – qui n'exclut pas les glucides et les lipides ! – permet un rétablissement. Il ne s'agit donc pas de viser un amaigrissement. Celui-ci viendra peut-être dans un deuxième temps, car l'objectif premier est de restaurer un rythme alimentaire et de réintroduire les aliments « interdits ». Cela aide à distinguer le besoin physiologique causé par la faim d'une pulsion boulimique, et à différencier les crises « objectives » des crises « subjectives », au-delà de la perte de contrôle.

La tenue d'un « carnet alimentaire » peut aider à mieux cerner les difficultés avec la nourriture. Il n'a rien à voir avec celui que certaines personnes tiennent pour compter leurs calories. Il consiste à noter ce que l'on ressent. Il sert à comprendre les émotions à l'origine des crises, c'est aussi un lien important dans le travail thérapeutique. Chaque petite victoire compte, surtout lors du sevrage*. Des « trucs anti-crises » pourront vous être proposés par votre thérapeute.

L'importance d'un suivi médical afin de limiter et prévenir les dégâts s'impose. Si des crises et des vomissements

1. *Prescrire*, n° 275, septembre 2006.

persistent, essayez de manger des aliments riches en potassium (et de les garder).

La dentition est à surveiller. Il faut expliquer la situation au dentiste afin qu'il prenne en compte les lésions bucco-dentaires.

Les grandes clés de la guérison pendant le traitement

- Rompre avec l'isolement et la honte.
- Sortir du « tout ou rien ».
- Le sport ne doit plus être un moyen de dépenser des calories. Trouver des activités plaisantes et agréables, du plaisir réel.
- S'autoriser à se faire du bien.
- Oublier la balance ! Notre valeur ne dépend ni de notre poids ni de notre apparence.
- Apprendre à vivre ses émotions, son ressenti, écouter ses désirs et ses besoins.

IV

Autres troubles alimentaires et troubles associés

« La bouffe continue ses ravages d'autodestruction, mais ce n'est pas assez. L'alcool et les médicaments prennent de plus en plus souvent le relais. »

Annick

« J'aperçois mon ventre gonflé par la nourriture. Je perds le contrôle et me frappe le visage violemment. Je me déteste. »

Annick

« J'ai toujours aimé le risque, jouer avec les limites, le danger. J'ai pratiqué du parachutisme, du saut à l'élastique, j'aime la vitesse, la moto... »

Romain

Il y a mille et une façons de se détruire avec l'alimentation au-delà des troubles que nous avons abordés dans les précédents chapitres. Progressivement, les psychiatres continuent d'enrichir leur inventaire à ce sujet sous des appellations qui donnent un tour plus ou moins folklorique à ces différents cauchemars : *junk-food*, syndrome d'alimentation nocturne, hyperphagie incontrôlée, etc. Autant de désordres plus ou moins nouveaux qui exigent d'être pris au sérieux et qu'il peut être judicieux de traiter avant d'en subir les conséquences.

L'hyperphagie incontrôlée *(Binge eating disorder)*

Ce trouble se caractérise par l'ingestion, sur une courte période de temps (moins de deux heures), d'énormes quantités de nourriture. On a l'impression d'avoir perdu le contrôle des quantités ingérées ou la possibilité de s'arrêter. C'est l'apparition de douleurs gastriques insupportables qui oblige à cesser. Il n'y a pas de sensation physique de faim, et la prise alimentaire se fait en cachette. Après s'être goinfré, on se dégoûte et l'on est envahi par une grande culpabilité.

Ces épisodes surviennent au moins deux fois par semaine pendant une période de plus de six mois

À la différence de l'anorexique-boulimique, la phobie* de l'image corporelle n'est pas la motivation. Du coup, aucune méthode compensatoire comme les vomissements, le jeûne ou l'exercice physique à outrance ne succède à ces excès pour réduire le poids.

Dans ces conditions, les personnes atteintes d'hyperphagie incontrôlée ont souvent un problème de surpoids ou d'obésité. Là encore, une cure d'amaigrissement mal vécue est souvent à l'origine de la maladie. C'est en voulant perdre plusieurs kilos rapidement avec des régimes draconiens (ce qui est toujours très dangereux par ailleurs), que l'on regagne très vite non seulement le poids que l'on a perdu, mais un peu plus à chaque fois, déplaçant le curseur toujours un peu plus haut. La perte de contrôle pendant un régime restrictif est extrêmement fréquente dans l'obésité. Le médecin psychiatre Alain Perroud explique que l'hyperphagie incontrôlée « est une maladie qui fait énormément souffrir et qui est exploitée par bon nombre de charlatans, parce que ces gens souffrent et cherchent des régimes. Alors on leur en donne, parfois très chers, tous très efficaces, et c'est ça le danger. Donc on maigrit vite, mais on rebondit d'autant plus haut [1]. »

La psychothérapie et la nutrition seront deux approches complémentaires pour le traitement. Comme pour guérir de la boulimie, il faut essayer de renoncer en premier lieu

1. Entretien au forum Fondation Louis Jeantet, Genève, 22 novembre 2001.

à tout régime, tenir un carnet alimentaire pour mieux comprendre ce qui fait perdre le contrôle et apprendre à vivre ses émotions.

Il ne faut surtout pas récidiver dans la restriction ou l'exclusion d'un type d'aliments, car c'est cette privation qui entraîne l'hyperphagie. Des expériences ou des exercices pourront être tentés avec le médecin pour retrouver des sensations de faim et de satiété, redécouvrir le goût, manger lentement en se faisant plaisir et sans culpabilité. Apprendre à distinguer les « faims qui n'en sont pas », et qui servent à combler l'ennui ou la tristesse, la colère non exprimée...

Les compulsions alimentaires

Il s'agit d'ingestions impulsives dans un bref laps de temps d'une quantité déraisonnable d'aliments, mais qui sont choisis. Le plaisir gustatif est réel, même si, par la suite, un sentiment de perte de contrôle démoralise la personne. Ces épisodes ne sont pas suivis de vomissements, et peuvent être épisodiques.

Dans la **compulsion alimentaire spécifique**, l'individu est sujet à des envies irrépressibles d'aliments d'un certain type, le plus fréquemment des produits sucrés. Parfois la compulsion* se porte sur un seul aliment, comme dans la chocolatomanie par exemple, très répandue à des degrés divers. On considère la gravité de cette compulsion selon la dépendance du sujet, lorsqu'il la vit comme un problème, à savoir quand il se sent dépossédé de sa volonté.

Le syndrome d'alimentation nocturne (*night eating syndrome*)

Il désigne l'habitude de se lever et de manger la nuit. Chaque nuit et, dans un demi-sommeil, la personne va ingérer une nourriture dont il aura de la peine à se souvenir le lendemain.

Le grignotage

Il se caractérise, dans ses formes les plus problématiques, par la consommation répétitive et sans réelle faim, toute la journée, de petites quantités de nourriture, souvent agréable et choisie : sucreries, chocolat, chips, biscuits salés ou sucrés. C'est donc manger sans cesse et sans s'en rendre compte, tout en faisant autre chose : devant la télévision ou l'ordinateur, au travail, dans la rue, ou en voiture, comme s'il fallait avoir tout le temps quelque chose en main ou en bouche. Cela n'entraîne pas de conséquences dramatiques majeures. Il peut quand même être la cause d'un surpoids et de déséquilibres alimentaires.

On peut s'interroger sur ce besoin incessant de mastiquer ou d'avaler. S'agit-il d'une fixation à l'oralité, comme un bébé dont la mère n'aurait peut-être pas été assez présente à un moment donné, ou comme si, à l'inverse, dès la petite enfance, la personne avait été gavée de nourriture chaque fois qu'on voulait se débarrasser d'elle ? Donner des bonbons à un enfant pour qu'il laisse en paix les adultes est encore une pratique courante. De trop nombreux parents qui ne sont pas conscients de l'impact de leur comportement y voient un moyen de donner de l'affection. Il est prudent de ne pas systématiser ce geste et de préférer donner un vrai moment d'attention et d'amour...

Guérir des troubles du comportement alimentaire, c'est aussi devenir sa propre mère attentive, se nourrir ni trop ni trop peu, selon ses réels besoins intérieurs.

L'orthorexie

Plus récemment, un nouveau concept de trouble alimentaire a été proposé, celui d'**orthorexie** (du grec *orthos*, correct, et *orexis*, appétit), c'est-à-dire l'obsession de respecter des règles d'alimentation très strictes. C'est une forme de diététique poussée à l'extrême. La personne passe des heures à réfléchir à son alimentation, se contraint à des principes alimentaires de plus en plus contraignants et exclusifs. Ce comportement obsessionnel conduit, lui aussi, à un isolement social, car toute prise alimentaire devient une source d'angoisse. Dans les cas extrêmes, cette peur peut entraîner une perte totale de l'appétit. Ce trouble peut d'ailleurs être rapproché des TOC (troubles obsessionnels compulsifs), avec souvent des rituels de nettoyage et une phobie* de la saleté.

Le mérycisme

Le mérycisme consiste en une régurgitation puis une réingestion du bol alimentaire, et cela de façon répétée. Le sujet fait remonter dans la bouche le contenu des aliments qui viennent d'être avalés dans une sorte de rumination qui peut durer des heures On retrouve cette pratique chez des personnes souffrant de troubles psychiques graves, repérés chez certains enfants, mais aussi chez des anorexiques ou des boulimiques.

La potomanie

Fréquente et liée aux troubles du comportement alimentaire de type anorexie-boulimie, c'est la consommation excessive d'eau ou de boissons, soit dans une volonté de se purger, de nettoyer ou purifier son organisme, soit pour se remplir au maximum (parfois en remplacement de toute alimentation). C'est un trouble grave qui peut atteindre des proportions dangereuses : boire trop de liquide peut entraîner des troubles métaboliques avec risque d'épilepsie ou de coma mortel.

Dépendances associées

On a souvent parlé de l'anorexie comme d'une conduite ordalique, c'est-à-dire le fait de jouer avec la mort pour se sentir exister, de risquer sa vie pour l'éprouver. Et diverses conduites à risque peuvent accompagner le trouble, surtout à l'adolescence. D'autres addictions* peuvent s'associer au trouble alimentaire existant. Les anorexiques-boulimiques présentent souvent davantage de comportements impulsifs que les anorexiques restrictifs purs : abus d'alcool, de drogues, ou encore le vol. La kleptomanie* est assez répandue parmi les boulimiques, même épisodiquement.

Une dépression, refoulée et niée par la prise de produit, est l'élément commun aux conduites addictives et à la boulimie.

Des pratiques d'**automutilation** peuvent s'associer à l'anorexie-boulimie : scarifications, coupures, brûlures, coups donnés pour se punir. De même, une hyperactivité peut être l'expression d'une violence que l'on veut s'infliger et prendre un tour masochiste consistant à violenter son corps. Ainsi, se lever à cinq heures du matin pour aller courir deux heures ne procède pas d'une simple volonté de se maintenir en forme. Ces pratiques peuvent viser aussi à décharger les tensions, à tenter de soulager une souffrance que les troubles alimentaires ne suffisent plus à apaiser[1].

Derniers conseils

Après ce parcours, vous comprenez que manger est un langage, une façon de parler avec les autres. Pour sortir d'un trouble alimentaire destructeur, l'échange, le lien à l'autre est indispensable, salvateur. La maladie est un message, pour tous et pour soi-même, inconscient, involontaire, maladroit peut-être, mais l'effort de le déchiffrer en vaut la peine. Ce qui compte, c'est écouter et entendre la souffrance, celle de l'enfant qui souffre encore en nous et celle des autres. Apprendre à écouter sa vérité et quitter les fausses croyances est nécessaire pour se délivrer de la maladie qui a « servi » à quelque chose mais qui a détruit.

Il faut aussi se dire qu'une thérapie, c'est un espace à soi où l'on se fait des cadeaux, où l'on apprend à se vider autrement et se remplir d'autre chose...

Chacun peut tenter de trouver ce qui lui fait un peu de bien. Pour certains c'est un bain, une douche tiède, se mettre sous la couette avec un livre, un bol de tisane chaude, écouter une belle musique, pour d'autres c'est une soirée avec un(e) ami(e) cher(e), ça peut être une peluche, un

1. M. Corcos, P. Jeammet et M. Flament, *Les Conduites de dépendance : une dimension psychopathologique commune*, Masson, 2003.

doudou, ça peut être marcher, nager, faire du tennis, des arts martiaux... À chacun de trouver ses pistes, ses bonheurs. Les pannes, les pauses dans la vie sont parfois nécessaires. À nous de ne pas les rendre abyssales par l'anorexie, la boulimie ou d'autres attitudes destructrices.

Les rechutes sont possibles, elles ne signifient en aucun cas que vous n'avez pas déjà progressé, ne vous découragez pas.

La guérison n'est pas un mythe !

« *La levée du masque est éblouissante de possibilités. Guérir c'est accepter de mettre des ingrédients inconnus dans sa vie quotidienne pour en faire une œuvre nouvelle.* »

Maroussia

« *Libéré de cette prison dorée, chaque chose a retrouvé sa saveur. J'avance sereinement. Et mon cœur s'est réouvert.* »

Nicolas

Annexes

Adresses et contacts utiles

CHU Le Bocage. Dijon – Service de nutrition
Tél. : 03 80 29 92 72

Clinique Castelviel à Castelmaurou
Tél. : 05 62 22 90 00

CHU Bordeaux Centre Abadie
Bordeaux
Tél. : 05 56 79 56 79

Clinique Georges-Dumas. La Tronche
Tél. : 04 38 38 08 20

CHU Saint-Étienne – Hôpital de Bellevue – Service de psychiatrie
Saint-Étienne
Tél. : 04 77 12 77 78

Hôpital Saint-Vincent-de-Paul (jeunes de 16-24 ans)
Lille
Tél. : 03 20 87 48 48

Clinique Saint-Vincent-de-Paul
Lyon
Tél. : 04 78 00 86 13

Clinique de la Chavannerie
Chaponost
Tél. : 04 78 16 00 30

Clinique La Villa des Roses
Lyon
Tél. : 04 78 15 00 00

Fédération d'endocrinologie – Groupement hospitalier Est
Bron
Tél. : 04 72 11 93 02

Clinique des Vallées
Villelagrand-Annemasse
Tél. : 04 50 95 48 48

Centre hospitalier Robert-Debré
Service psychopathologie de l'enfant et de l'adolescent
Paris
Tél. : 01 40 03 22 92

Maison des Adolescents
Paris
Tél. : 01 58 41 24 24

Clinique des maladies mentales et de l'encéphale
Paris
Tél. : 01 45 65 83 67

Institut mutualiste Montsouris
Paris
Tél. : 01 56 61 62 63

Clinique Georges-Heuyer (lycéens et étudiants)
Paris
Tél. : 01 45 85 25 17

Centre MGEN Paris Lauriston
Tél. : 01 53 65 84 20

Institut Marcel-Rivière, MGEN
La Verrière
Tél. : 01 39 38 77 00

Clinique médicale et pédagogique Dupré
Sceaux
Tél. : 01 40 91 50 50

CHU de Bicêtre – Service de médecine pour adolescents
Le Kremlin-Bicêtre
Tél. : 01 45 21 22 07

Associations

ENFINE : troubles du comportement alimentaire
www.enfine.com/
Ligne d'écoute téléphonique : 01 40 72 64 44

GEFAB
Tél. : 01 45 43 44 75
http://asso.gefab.free.fr/

GROS
Tél. : 01 53 76 32 20
www.gros.org/

Association Autrement : pour un autre regard sur son poids
www.autrement.asso.fr

Belgique
Clinique La Ramée. Bruxelles
Tél. : 02/344 18 94

Glossaire

Addiction : asservissement à une substance ou une activité.

Aménorrhée : absence d'au moins trois cycles menstruels consécutifs.

Border line (états limites) : troubles mentaux se caractérisant notamment par une grande insécurité intérieure, une intolérance à la frustration, une hypersensibilité aux remarques ressenties comme un jugement, une instabilité affective et psychologique.

Compulsion(s) : comportements ou actes répétitifs dont le but est généralement de réduire la souffrance ou l'anxiété qui accompagne une obsession.

Diabète de type 2 (ou non-insulinodépendant) : maladie chronique due à une carence ou à un défaut d'insuline, entraînant un excès du taux de sucre dans le sang.

Diurétique : substance qui stimule la production de l'urine.

Dysmorphophobie : trouble obsessionnel de l'image corporelle où la personne se perçoit comme laide ou difforme.

Électrolytes : famille de micronutriments solubles dans l'eau qui se dissocient dans le corps. Ils jouent un rôle dans la transmission des influx nerveux, dans le maintien du métabolisme cellulaire et dans d'autres fonctions. Un déséquilibre des électrolytes peut être mortel.

Embolie : obstruction soudaine d'un vaisseau sanguin par un caillot, un fragment de tissu ou une grosse bulle d'air se déplaçant dans le sang.

Homéostasie : capacité des organismes à conserver l'équilibre de fonctionnement en dépit des contraintes extérieures.

Hydrates de carbone (ou glucides) : ils font partie, avec les protéines et les lipides, des composants essentiels de l'organisme. Ils en sont la principale source d'énergie.

Hyperphagie : ce trouble se manifeste par des crises de consommation intenses et incontrôlables de nourriture durant une période courte (généralement moins de deux heures). À la différence de la boulimie, les aliments sont choisis et les crises ne donnent pas lieu à des contrôles systématiques de poids et de pratiques de vomissement.

Hypokaliémie : baisse du taux de potassium dans le sang pouvant provoquer des troubles du rythme cardiaque. Les vomissements répétés, la prise régulière de laxatifs stimulants ou de certains diurétiques est fréquemment responsable d'hypokaliémie.

Kleptomanie : tendance impulsive au vol.

Laxatif : médicament utilisé habituellement pour combattre la constipation en accélérant le transit intestinal. Leur utilisation à des fins amaigrissantes se révèle dangereuse et inefficace. Leur abus peut être mortel.

Métabolisme : ensemble des réactions chimiques qui se déroulent dans un organisme vivant, ainsi que les échanges d'énergie qui les accompagnent.

Œstroprogestatifs : ensemble des substances hormonales (œstrogène et progestérone) administrées par voie orale utilisés comme contraceptifs, ou pour réguler les cycles menstruels.

Paraplégique : personne atteinte d'une paralysie des membres inférieurs et de la partie basse du tronc.

Phlébite : formation d'un caillot de sang dans une veine, responsable d'une obstruction du flux sanguin, le plus souvent au niveau des membres inférieurs.

Phobie : ensemble de troubles psychologiques entraînant une peur irrationnelle et démesurée de quelque chose ou d'une situation.

Pondérostat : mécanisme de régulation du poids.

Psychoactif : se dit d'une substance ou d'un produit ayant un effet modifiant le psychisme.

Sevrage : arrêt d'une substance ou d'un comportement dont la personne est dépendante.

Thérapie cognitivo-comportementale : méthode thérapeutique recourant à une démarche expérimentale et contraignante afin de traiter les troubles psychologiques.

Toxicomanie : usage habituel et excessif de substances entraînant une dépendance psychique et/ou physique.

Triglycérides : matières grasses qui circulent dans le sang. Un taux élevé de triglycérides augmente le risque de maladies cardiovasculaires.

Source des témoignages

Alice : *Témoignage d'une anorexique ou Une vie à la dérive*, A. Blot, Editic, 1994.
Annick : *La Tortue sur le dos*, A. Loupias, Éditions de l'Homme, 2001.
Aurane : *Jeûne fille*, A. Raveglia, Balland, 2002.
Claire : *Souvenirs d'anorexie : dialogue entre une mère et sa fille*, C. et M. Philippe, K & B, 2006.
Delphine : *Je voulais redevenir enfant – Une adolescente anorexique*, D. Danieau, Mosée, 2001.
Émilie : *Ma folie ordinaire : allers et retours à l'hôpital Sainte-Anne*, E. Durand, Les Empêcheurs de penser en rond, 2006.
Esther : témoignage recueilli par l'auteur, 2007.
Geneen : *La Faim de vivre – À la recherche d'autres nourritures*, G. Roth, Éditions de l'Homme, 1999.
Guy : *Le Cœur au ventre*, G. Carlier, Plon, 2006.
Jackie : *Anorexie mon amour*, J. Sinclair, Heures de France, 1999.
Jean-Louis : *La Faim en soi*, J.-L. Yaïch, du Seuil, 1991.
Julia : *La Peau à l'envers*, V. Rodrigue, Robert Laffont, 1989.
Maroussia : *L'Amie jalouse : entre danse et anorexie*, M. Vossen, L'Harmattan, 2005.
Marta : *Retour à la vie. Quinze ans d'anorexie*, M. A. Balinska, Odile Jacob, 2003.
Marya : *Piégée*, M. Hornbacher, Bayard, 1999.
Maud : *Meurs la faim*, A. Colmerauer, Gallimard, 1999.
Nicolas : témoignage recueilli par l'auteur, 2007.
Nouk : *Petite*, G. Brisac, de l'Olivier, 1994.
Romain : témoignage recueilli par l'auteur, 2007.
Sheila : *Anorexique*, S. Mac Leod, Aubier, 1982.
Susie : *Confession d'une grosse patate*, S. Morgenstern, La Martinière Jeunesse, 2005.
Sylvette : *Vaincre la boulimie ordinaire*, S. Riéty, Chronique sociale, 1992.
Valérie : *Le Pavillon des enfants fous*, V. Valère, Stock, 1978.
Yann : témoignage recueilli par l'auteur, 2007.

Index

Librio

847

Composition PCA – 44400 Rezé
Achevé d'imprimer en France par Aubin
en avril 2009 pour le compte de E.J.L.
87, quai Panhard-et-Levassor, 75013 Paris
Dépôt légal avril 2009
EAN 9782290005071
1er dépôt légal dans la collection : août 2007

Diffusion France et étranger : Flammarion